자세력
초관절

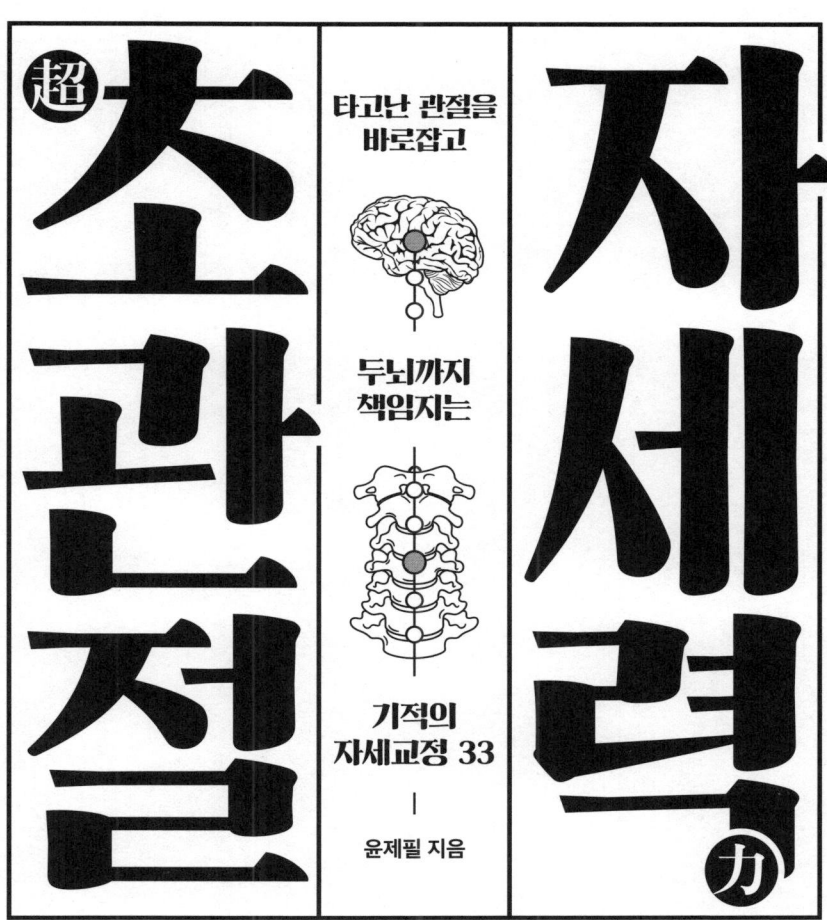

超 초관절 자세력 力

타고난 관절을 바로잡고 두뇌까지 책임지는

기적의 자세교정 33

윤제필 지음

21세기북스

프롤로그

지금 당신은
어떤 자세를 취하고 있는가

"사람이 천년을 살아도 그 본질은 변하지 않는다. 그러므로 몸이 변하면 그것은 병이다." – 동의보감

지금 어떤 자세로 책을 읽고 있는가? 편안하게 의자에 앉아 있는가, 아니면 서서 스마트폰으로 읽고 있는가? 우리 몸은 지금 하고 있는 일에 맞는 자세를 찾고, 자연스레 편안하게 느낄 수 있는 자세를 선택한다. 우리의 하루는 수많은 움직임으로 이루어져 있다. 아침에 일어나서부터, 밥 먹고, 일하고, 운동하고, 잠자는 모든 순간 몸을 움직인다. 하지만 우리 삶의

모든 선택이 항상 최선은 아니었듯 우리의 움직임도 항상 올바른 것은 아니다. 때로는 잘못된 자세로 인해 몸이 틀어지기도 한다.

우리의 일상에는 잠재적으로 몸을 틀어지게 할 수 있는 위험 요소들이 많이 숨어 있다. 운전, 식사, 수면, 업무 등 일상생활의 작은 행동 하나하나에서 잘못된 자세를 유지하거나 반복적인 동작을 취하는 경우, 장기적으로 근골격계의 문제뿐 아니라 소화, 호흡, 심혈관, 신경계, 정신 건강까지 악영향을 미칠 수 있다.

대표적으로 목, 허리, 무릎 등의 전신 통증은 잘못된 자세로 인한 근육과 관절의 무리가 주요 원인이다. 이는 단순한 불편함을 넘어 일상생활의 활동 범위를 제한하고 삶의 질을 저하시킬 수 있다. 척추 측만증이나 골반 기울기와 같은 구조적 변형은 심각한 통증과 기능 장애를 유발할 수 있으며, 특히 성장기에 잘못된 자세를 지속하게 되면 더욱 위험하다. 반복적인 스트레스는 연골의 마모와 염증을 유발하여 관절염으로까지 이어질 수 있는데, 노년층에게 흔한 무릎 관절염은 통증과 운동 제한으로 일상생활에 큰 어려움을 초래한다.

틀어진 자세는 혈관을 압박하여 혈액 순환을 방해한다. 이는 만성적인 피로, 근육통, 저혈압, 부종 등의 증상을 유발할 수 있으며, 심각한 경우 심근경색이나 뇌졸중으로까지 이어질 수도 있다. 혈액 순환이 원활하지 않으면 혈압이 상승하게 되는데, 고혈압은 심장병, 뇌졸중, 신장 질환 등의 위험을 증가시키는 주요 요인이다. 또한 자세가 틀어지면 신경을 압박하여 두통, 어지러움, 시력 저하 등의 증상을 유발할 수 있다.

이렇게 틀어진 자세는 신체적 스트레스를 증가시키고, 이는 코르티솔 분비를 증가시켜 우울증, 불안, 집중력 저하 등의 증상을 유발할 수 있다. 목과 허리 통증으로 수면의 질이 저하되어 충분한 수면을 취하지 못하게 되면 피로, 면역력 저하, 집중력 저하 등의 문제가 발생하며, 심각한 경우 우울증과 같은 정신 건강 문제로 이어질 수도 있다.

틀어진 자세는 뇌 건강까지 영향을 미친다. 사람 뇌의 신경세포들은 끊임없이 일을 하고, 그 과정에서 다양한 노폐물이 생성된다. 이러한 노폐물을 효과적으로 배출하지 못하면 신경세포의 기능이 저하되고, 기억력 감퇴나 만성 피로, 심하면 신경퇴행성 질환의 위험이 증가할 수 있다. 뇌가 스스로 깨끗함을 유지하는 과정은 '뇌청소'라고 할 수 있으며, 이 과정에서 중요한 역할을 하는 것이 바로 뇌척수액이다. 그러나 틀어진 자세로 인해 후두경막근이 긴장되거나 경직되면 뇌척수액의 흐름이 방해를 받게 된다. 후두경막근은 뒤통수뼈와 경막을 연결하는 중요한 구조물로, 뇌척수액이 머리에서 척추로 내려가는 통로에 위치한다. 과도하게 긴장되어 두개골과 경막이 단단하게 고정되면 뇌척수액의 순환이 둔화되고, 뇌 속 노폐물이 충분히 배출되지 못하게 된다. 결과적으로 뇌 안에 대사 찌꺼기들이 쌓이게 되면서 두통, 집중력 저하, 피로, 불면증 등의 증상이 발생할 수 있다.

하지만 대부분의 사람들은 이러한 사실을 인지하지 못하고 있다. 통증이나 불편함이 생기면 단순히 나이가 들었기 때문이라고 생각하거나 피로 때문이라고 여기는 경우가 많다. 체중 증가 때문이라고 오해하기도 한다. 심각한 문제는 대중매체들마저 이러한 편견을 강화하는 경향이 있다는 것이다. 이를 개인의 잘못으로 치부하며, 치료가 어렵다는 이미지를 조성하여 대중의 불안감을 더욱 키우고 있다.

하지만 신체의 부정렬은 단순히 개인의 문제가 아니다. 현대 사회에서는 스마트폰과 컴퓨터 사용이 증가하면서 우리의 몸에 큰 영향을 미치고 있기 때문이다. 앉아서 하는 업무가 늘어나고, 잘못된 자세를 유지하는 시간이 길어지면서 몸의 균형이 깨지고 통증이 발생하는 경우가 많아졌다. 건강보험심사평가원 통계자료에 따르면 2021년 목 디스크 환자는 약 100만 명에 달하며, 허리 디스크 환자는 197만 명으로 그중 18.5%인 36만 명의 환자가 40세 미만이다. 허리 디스크 환자의 상당수가 젊은 층이며, 발병률도 점차 증가하는 추세다. 몸 틀어짐은 개인의 문제가 아닌 현대 사회의 심각한 문제이며, 개인의 건강 관리 이상의 의미를 지닌다고 볼 수 있다.

의학 분야에서도 신체 전체를 관찰하기보다는 특정 증상에만 집중하는 대증요법을 강조하는 풍조가 만연한데, 물론 증상 완화가 도움이 되는 경우도 있지만, 이는 근본적인 문제를 해결하지 못한다는 한계가 있다. 인간의 몸은 단순한 부품들의 집합이 아니라 하나의 유기적인 시스템으로 이루어져 있다. 각 부분은 서로 밀접하게 연결되어 있으며 하나의 부품이 작동하지 않으면 전체 시스템에 영향을 미친다.

나 역시 한방재활의학과 전문의로 임상 현장에서 일하며, 한번 치료를 받았던 환자들이 몇 년 후 다시 찾아오는 모습을 자주 보게 된다. 대부분의 경우 치료 후에도 나쁜 습관을 개선하지 못하여 다시 통증이 발생하는 것이다. 아무리 좋은 치료를 받더라도 근본적인 원인인 자세와 습관을 개선하지 않으면 통증은 반복될 수밖에 없다.

이러한 통증과 불편함은 사실 우리 몸에 대한 이해 부족에서 비롯된 것이다. 이 책에서는 우리가 어떤 자세로 앉아 있고, 어떻게 걷고, 어떻게 잠을 자는지에 대해 깊이 생각해보며 이러한 자세들이 우리의 건강에 어떤 영향을 미치는지, 그리고 어떻게 개선할 수 있는지 탐구해볼 것이다. 우리 몸은 하나의 시스템이라는 것을 이해하고, 부분적인 치료가 아닌 전체적인 건강 관리의 중요성을 이해하게 될 것이다.

그리스 철학자 아리스토텔레스는 미덕이란 옳은 일을 아는 것뿐만 아니라 습관적으로 선택하고 행동하는 것이라고 믿었다. 삶의 질을 향상시키고 건강해지기 위해서는 몸이 틀어지지 않는 습관을 만들어야 한다. 단순히 지식을 쌓는 것만으로는 부족하다. 지식을 바탕으로 실천하고, 지속적으로 노력해야 한다. 앉아서 일하는 시간이 길다면, 정기적으로 자리에서 일어나 스트레칭을 하고 올바른 자세를 유지하도록 노력해야 한다. 숙면을 취하고, 규칙적인 운동을 하는 것도 중요하다.

이 책은 단순히 통증을 다스리는 방법을 제시하는 것이 아니라, 몸 틀어지지 않는 습관을 만들고, 건강하고 풍요로운 삶을 위한 실질적인 방법을 제시한다. 올바른 자세가 건강에 미치는 영향을 이해하고, 나쁜 자세를 개선하는 실질적인 방법을 익혀서 건강한 삶을 위한 습관을 길러보자. 어떤 자세가 편안하고 건강한지, 어떤 자세가 몸에 해로운지, 어떻게 하면 더 좋은 자세를 유지할 수 있는지, 이 책을 통해 우리의 움직임과 자세에 대해 생각해보는 계기가 되었으면 좋겠다. 스스로 몸에 대한 지식을 쌓고, 건강한 삶을 위한 능동적인 역할을 하도록 이 책이 여러분을 도울 것이다. 이 책을 통해 함께 몸과 마음의 건강을 되찾고, 더 나은 삶을 만들어나가길 바란다.

차례

프롤로그 지금 당신은 어떤 자세를 취하고 있는가 · 005

PART 1
몰라서 키우는 병, 관절 통증

CHAPTER 1 관절 통증은 왜 발생하는 것일까 · 017
CHAPTER 2 병원은 언제 가야 하는 걸까 · 029
CHAPTER 3 주사, 꼭 맞아야 할까 · 041
CHAPTER 4 이름만 들어도 무서운 수술, 꼭 해야 할까 · 051
CHAPTER 5 건강 정보, 어디까지 믿어야 하나 · 061
CHAPTER 6 관절은 쓰는 만큼 닳는다는데 · 071

진료실에서 가장 많이 받는 질문 FAQ · 082

PART 2

올바른 내 몸 사용법

CHAPTER 1 허리 · 095

CHAPTER 2 목 · 113

CHAPTER 3 어깨 · 137

CHAPTER 4 골반 & 고관절 · 157

CHAPTER 5 무릎 · 171

CHAPTER 6 기타 관절 질환 · 185

CHAPTER 7 스탠딩 건강법 · 199

CHAPTER 8 걷기 · 211

에필로그 내 몸 틀어지지 않는 습관 만들기 · 221

Part 1

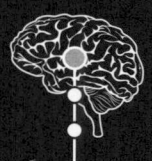

몰라서 키우는 병, 관절 통증

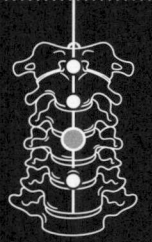

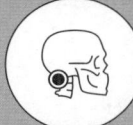 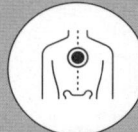 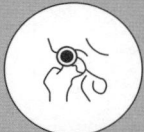

CHAPTER 1

·

관절 통증은 왜 발생하는 것일까

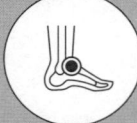 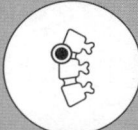 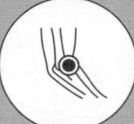

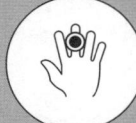 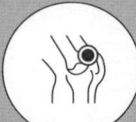 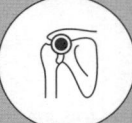

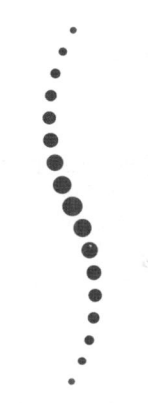

우리 몸의 GPS, 관절

관절은 수많은 감각 수용기가 존재하는 우리 몸의 GPS 센서이다. 따라서 관절에서 발생하는 통증은 꼭 관절 자체의 문제만을 의미하는 것은 아니다. 가까운 곳으로는 근육의 단축이나 약화 등의 상태적인 문제부터 멀리서는 내장기 등 신체 다른 부위의 문제를 나타내기도 하기 때문에, 관절 통증에는 다각도의 접근이 필요하다.

통증의 원인은 매우 다양한데, 일상생활 속에서 관절 통증의 흔한 원인과 증상에 대한 기본적인 이해를 가지고 있어야 한다. 하지만 정확한 원인 파악과 치료를 위해서는 전문적인 의료진의 진단이 필요하다.

잘못된 자세와 습관의 결과: 근육 문제

가장 일반적인 관절 통증 원인 중 하나는 잘못된 자세나 습관으로 인한 근육 문제가 있다. 반복적인 동작, 혹은 잘못된 자세를 장시간 유지하는 경우 근육에 과도한 스트레스가 발생하여 통증을 유발한다. 특히 사무실 근무자나 장거리 운전자 등 특정 자세를 오랜 시간 유지하는 직업은 근육 문제로 인한 관절 통증을 경험할 가능성이 높다.

근육 문제로 인한 관절 통증의 증상	예방 및 치료
특정 근육 통증 압통 운동 제한 근육 경련	올바른 자세 유지 규칙적인 스트레칭 및 운동 근력 강화 운동 마사지 뜸 (온찜질)

시간의 흐름과 과도한 사용의 대가: 관절염

관절면 마모에 따른 관절염 역시 관절 통증을 불러일으키는 주요 원인이다. 관절 연골은 시간이 지남에 따라 마모되고 손상될 수 있으며, 이는 퇴행성 관절염의 주요 원인이 된다.

특히 노화, 과도한 운동, 체중 증가 등은 관절 연골 마모를 가속화하는 요인이 될 수 있고 관절의 염증과 손상을 유발하여 만성적인 통증과 운동 제한을 가져온다.

관절염의 증상	예방 및 치료
지속적인 관절 통증 염증 운동 제한 관절 강직 관절 변형	권장 체중 유지 규칙적인 운동 관절 보호 (과도한 운동 및 동적인 운동 주의) 한약 처방 (우슬) 정기 검진

사고로 인한 손상: 외상

넘어지거나 충격을 받는 등의 사고로 관절에 부상을 입을 수 있는데 이는 통증, 염증, 운동 제한 등의 증상을 유발할 수 있다. 심각한 경우에는 골절, 인대 손상, 탈구 등의 합병증이 발생할 수도 있다.

외상으로 인한 관절 통증의 증상	예방 및 치료
급격한 통증 붓기 멍 운동 제한 관절 변형	안전한 생활 습관 유지 보호 장비 착용 (운동 시) 응급 처치 (필요한 경우) 추나 치료

기타 질환: 자가면역 질환 및 대사성 질환

자가면역 질환이나 대사성 질환이 원인이 되기도 한다. 류머티즘 관절염, 통풍, 골다공증 등 근육이나 뼈에 영향을 미치는 질환 역시 관절 통증의 원인이 될 수 있다. 이러한 질환은 관절의 염증과 손상을 유발하여 통증과 운동 제한을 가져온다.

기타 질환으로 인한 관절 통증의 증상	예방 및 치료
지속적인 통증 염증 운동 제한 피로 발열 (일부 질환)	한약 처방 적절한 식이 (금주와 금연) 규칙적인 운동 스트레스 관리 냉찜질 (열감이 있는 경우)

나이를 먹으면 원래 아프다고?

노화는 우리 몸에 다양한 변화를 가져온다. 근육량 감소, 유연성 저하, 관절 연골 마모 등은 나이가 들면서 자연스럽게 발생할 수 있다. 관절의 기능을 저하시키고 통증을 증가시키는 요인들이다. 하지만 나이가 들었다고 해서 반드시 관절 통증을 겪어야 하는 것은 아니다. 적절한 운동과 근력 관리를 통해 노화의 영향을 최소화하고 근육량과 유연성을 유지하면, 관절 통증을 예방하고 개선할 수 있다.

꾸준한 운동 습관은 근육을 강화하고 유연성을 유지하여 관절에 가해지는 스트레스를 줄여준다. 특히 저강도 유산소 운동, 스트레칭, 근력 강화 운동을 조합하여 규칙적으로 수행하는 것이 효과적이다. 이는 관절 윤활액의 분비를 촉진하여 관절의 움직임을 부드럽게 하고 충격 흡수 능력을 향상시키는 데도 도움이 된다.

적절한 체중 관리 또한 관절 건강에 있어 중요한 요소이다. 과체중이나 비만은 관절에 가해지는 압력을 증가시켜 통증을 악화시킬 수 있다. 건강한 식단을 유지하고 규칙적인 운동을 통해 체중을 적절하게 조절함으로써 관절에 가해지는 부담을 줄일 수 있다.

만성적인 관절 통증으로 고통받고 있다면, 전문 의료진의 진단을 통해 정확한 원인을 파악하고 적절한 치료를 받는 것이 중요하다. 관절염, 부상, 자가 면역 질환 등 다양한 질환이 관절 통증의 원인이 될 수 있으며, 각 질병에 따라 적절한 치료 방법이 다르기 때문이다. 전문의의 지도 아래 근력 운동, 유연성 향상 운동, 스트레스 관리 등을 통해 통증을 완화하고 삶의 질을 향상시킬 수 있는 노력을 기울여야 한다.

노화는 필연적이지만, 관절 통증은 아니다! 꾸준한 노력과 관리를 통해 나이가 들어서도 건강하고 활기찬 삶을 유지할 수 있다. 오늘부터라도 건강한 생활 습관을 시작하고, 자신에게 맞는 운동과 관리 방법을 찾아 꾸준히 실천한다면 노화와 관련된 관절 통증을 예방하고 개선하는 데 도움이 될 것이다.

충분한 수면

충분한 수면과 균형 잡힌 식단은 건강한 관절을 유지하는 데 필수적인 요소다. 수면 부족은 근육의 회복 과정을 방해하고 통증을 증가시킬 수 있으므로, 매일 밤 최소 7~8시간의 질 좋은 수면을 취해야 한다. 깊은 수면은 몸의 자연적인 치유 과

숙면의 중요성	근육 회복과 통증 완화에 필수적
권장 수면 시간	하루 7~8시간 정도
질 좋은 수면을 위한 팁	매일 같은 시간에 잠자리에 들고 일어나도록 규칙적인 수면 패턴 유지 잠자리에 들기 전에는 카페인과 알코올 섭취를 피한다 침실은 어둡고 조용하며 시원하게 유지한다 잠자리에 들기 전 전자 기기를 사용하지 않는다 잠자리에 들기 직전에는 운동을 하지 않는다 따뜻한 목욕, 독서, 가벼운 스트레칭 등을 한다

정을 촉진하고 통증을 줄이며, 다음 날의 활동에 필요한 에너지를 충전하는 데 도움을 준다.

균형 잡힌 식단

 균형 잡힌 식단은 관절과 전반적인 건강에 필요한 영양소를 제공한다. 칼슘과 비타민 D는 뼈 건강에, 오메가-3 지방산은 염증을 감소시키는 데 도움이 된다. 이러한 영양소는 우유, 치즈, 요거트, 연어, 참치, 호두와 같은 식품에서 찾을 수 있다. 또한, 신선한 과일과 채소로부터 항산화제와 필수 비타민을 섭취하는 것이 좋다.

 물은 관절 윤활에 도움을 주므로 충분한 수분을 섭취하는 것이 중요하다. 반대로 체내 염증을 촉진할 수 있는 가공식품, 설탕이 많은 음식, 불포화 지방이 많은 음식 섭취를 제한해야 한다.

건강한 관절을 위한 영양소	
칼슘	우유, 치즈, 요거트, 녹색잎 채소, 견과류, 씨앗 등
비타민 D	지방이 많은 생선, 달걀노른자, 버섯 등
오메가-3 지방산	연어, 고등어, 정어리, 아마씨, 호두, 치아 씨앗 등

관절 보호

운동이나 일상 활동 중에도 관절 보호를 잊지 말아야 한다. 무리한 운동이나 관절에 부담을 주는 활동은 피하고, 무릎 보호대나 팔꿈치 보호대와 같은 보호 장비를 착용하여 관절을 보호한다. 운동 시나 일상생활에서 관절 보호 장비를 착용하여 관절에 가해지는 충격을 줄여주는 것이 도움이 될 수 있다.

또한, 관절에 좋은 운동을 꾸준히 실천하여 관절의 유연성과 강도를 향상시켜나가는 것이 좋다. 운동 시에는 관절에 부담을 줄 수 있는 활동을 피하고, 고강도 운동보다는 저강도 운동을 택한다. 운동 중 통증이 느껴지면 즉시 운동을 중단하고 충분한 휴식을 취한다.

일상생활에서는 장시간 같은 자세로 앉아 있거나 서 있는 것을 피하고, 무거운 물건을 들 때는 되도록이면 무릎을 구부려 들어 올린다.

스트레스 관리

지속적인 스트레스는 면역, 심혈관계, 소화계통, 수면, 통증에 부정적인 영향을 끼친다. 따라서 조기에 관리하고 해소하는 것이 중요하다. 한방 치료나 물리치료와 같은 방법을 통해 신체의 균형을 맞추고, 스트레스를 줄이며, 건강을 유지하는 것이 필요하다. 스트레스는 만병의 근원이라고 불리는 만큼 방치하지 않고 일상에서 적극적으로 관리하는 것이 건강을 지키는 비결이다.

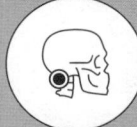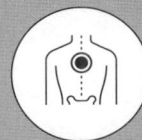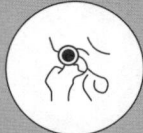

CHAPTER 2

·

병원은
언제 가야 하는 걸까

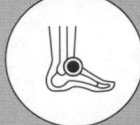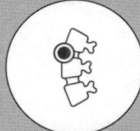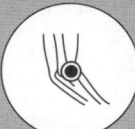

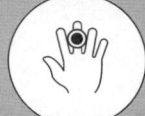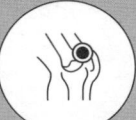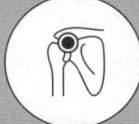

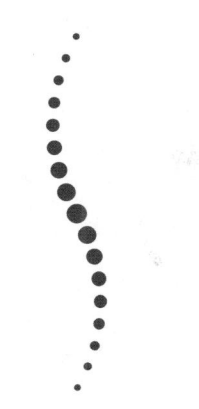

시간은 더 이상 우리 편이 아니다

하인리히 법칙을 아는가? 300건의 작은 실수와 29건의 가벼운 재해가 있은 후에 1건의 중대한 재해가 터지는 것을 보여주는 1:29:300의 하인리히 법칙은 산업 현장뿐만 아니라 우리 몸에도 적용될 수 있다. 우리 몸은 다양한 문제에 대해 항상 선제적으로 경고 신호를 보내는데, 바로 통증이 그 신호이다. 큰 문제는 큰 통증으로, 작은 문제는 작은 통증으로 경고를 주는 것이다.

하인리히 법칙을 적용해 생각해보자. 작은 통증들이 발생할 때 미리 대처하지 않는다면, 결국에는 큰 통증이나 질병으로 번져 돌이키기 어려운 고통이 될 수 있다. 작은 통증은 다양한 형태로 나타날 수 있다. 두통, 어깨 통증, 허리 통증, 무릎 통증, 복통 등 일상생활에서 흔히 경험하는 통증들이 여기에 속한다. 이러한 작은 통증들은 과로, 스트레스, 잘못된 자세, 부적절한 운동 등 다양한 원인으로 발생할 수 있다. 물론 작은 통증이 발생할 때 미리 병원에 방문하는 것도 좋은 방법이지만, 이 책에서는 예방의학적인 관점에서의 접근을 권장한다.

노화와 더불어 시작되는 건강 관리의 중요성

25세를 넘어서면 우리 몸은 노화가 시작된다. 즉, 성장이 끝나는 시점이 노화의 시작이라는 뜻이다. 만 30세가 지나면 시간은 더 이상 우리 편이 아니다. 20대 때처럼 시간이 지나면 낫고, 자고 일어나면 괜찮았던 시기는 이미 끝났다고 보면 된다. 지금부터는 식이 관리, 수면 관리, 운동 관리 등 개인의 생활 습관에 따라 건강이 결정되는 부분이 더욱 커진다.

노화가 시작되면서 우리 몸은 다양한 변화를 겪는다. 근육량이 점차 감소하고, 뼈 밀도 또한 감소한다. 피부 탄력과 면역력 역시 저하된다. 노화에 따른 신체 변화를 막기 위해서는 건강 관리가 필수이다. 건강한 생활 습관 유지, 규칙적인 운동, 정기적인 검진 등을 통해 노화 속도를 늦추고 건강을 유지할 수 있다.

건강한 생활 습관 유지는 노화 예방에 가장 중요한 요소라고 할 수 있다. 균형 잡힌 식단, 충분한 수면, 규칙적인 운동, 금연, 금주 등을 통해 건강을 유지하는 것이다. 규칙적인 운동은 근육량 유지, 뼈 밀도 증가, 면역력 강화 등 다양한 건강상의 이점을 제공한다. 일주일에 3~5번, 30분 이상 땀이 날 정도로 운동하는 것을 권장한다.

정기적인 검진 역시 건강 상태를 확인하고, 잠재적인 질병을 조기에 발견하는 데 도움이 된다. 연령에 따라 적절한 검진 종류와 주기를 준수하는 것이 중요하다.

노화는 누구에게나 찾아오는 자연스러운 과정이지만 건강 관리를 통해 노화 속도를 늦추고 건강을 유지할 수 있다. 시간은 더 이상 우리 편이 아니므로, 지금 바로 건강 관리를 시작하자!

나의 체형과 습관을 아는 것부터 시작

•

통증 예방은 자신의 체형과 습관을 아는 것에서 시작된다. 20년 가까이 병원에서 진료를 보다 보니, 평소 건강에 자신이 있으며 병원에 근 10년 만에 처음 온다고 말씀하시는 환자들을 많이 만났다. 이들은 운동도 하고 마사지도 받으러 다니며 나름대로 건강 관리를 하고 있는 분들이었다. 하지만 국내 주식과 해외 주식을 동시에 하며 밤낮으로 핸드폰을 하루에 여섯 시간 이상 보는 분, 책을 좋아해서 앉은자리에서 책 한 권을 다 읽는 분, 걷기를 좋아해 매일 네 시간씩 걷는 분 등, 과유불급이라는 말처럼 나쁜 습관을 가진 채로는 아무리 좋은 음식을 먹고 좋은 관리를 받아도 통증의 늪에서 결코 빠져나올 수 없다. 건강을 위해서는 좋은 습관 다섯 가지를 지키는 것보다 나쁜 습관 한 가지를 바로 알고 피하는 것이 훨씬 더 유리하다.

건강한 삶을 위한 맞춤형 솔루션

통증 예방의 제일 첫 걸음은 바로 나의 체형과 습관을 아는 것이다.

우리의 체형은 자세, 운동 방식, 일상생활 등에 영향을 받는다. 예를 들어 비만은 허리 통증, 무릎 통증 등의 발생 위험을 높이고, 척추 측만증은 허리 통증, 어깨 통증 등을 유발할 수 있다. 체형 측정을 통해서 자신의 체형, 골격 구조, 근육량 등을 파악할 수 있으므로 체형 측정 결과로 자세 교정, 운동 프로그램 구성, 의자 및 매트리스 등 생활용품을 선택하는 데에 활용해보자.

이렇게 자신의 체형을 파악하여 체형에 맞는 자세를 유지하고, 적절한 운동을 할 수 있다. 자세 불량으로 인한 근육 긴장이나 관절 부담이 있지는 않은지 확인할 필요가 있다. 올바른 자세는 근육과 뼈에 부담을 줄이고, 통증 예방에 도움이 된다. 맞지 않는 의자나 책상, 모니터 높이 등은 자세를 악화시키고, 근육에 부담을 주어 통증을 유발할 수 있기 때문에 체형에 맞는 의자와 매트리스 등을 선택하는 것도 중요하다. 매장에 방문해서 직접 앉아보거나, 피팅 서비스를 통해 자신의 체형에 맞는 가구를 선택할 수 있다.

우리의 생활 습관은 자세, 운동량, 스트레스 관리 등 다양한 측면에서 통증 발생에 영향을 미친다. 예를 들어, 앉아서 일하는 생활 방식은 허리 통증 발생 위험을 높이고, 규칙적인 운동 부족은 근육 약화, 관절 통증 등을 유발할 수 있다. 또한 만성적인 스트레스는 근육 긴장을 유발하고, 통증을 악화시킬 수 있다. 이외에도 충분한 수면, 영양가 있는 식단 등을 건강한 삶을 위한 생활습관에 포함시킬 수 있다.

자신의 생활 습관을 파악하여 맞춤형 생활 습관 개선 방안을 모색해보자. 예를 들어, 컴퓨터 작업을 하는 경우, 30분마다 일어나서 스트레칭을 하고, 앉아서 일하는 시간을 줄이는 등의 노력을 할 수 있다. 또한, 스트레스를 많이 받는 경우, 대수롭지 않게 여기며 방치하지 않고 충분한 휴식을 통해 적극적으로 관리하는 것이 중요하다.

생활 습관 기록해보기

일주일 동안 자신의 생활 습관을 기록하여 식습관, 운동량, 수면 시간, 스트레스 수준 등을 한번 파악해보자. 막연히 잘 먹고, 잘 자고, 운동도 잘 하고 있는 것 같지만 막상 기록해보면 놀랄 만한 결과를 발견하게 될 수도 있다. 생활 습관 기록은 통증 발생과 관련된 생활 습관 패턴을 파악하는 데 큰 도움이 된다. 대부분 더 먹고, 더 자고, 운동량을 늘려야 할 것이다. 건강한 생활 습관은 통증 예방 및 완화뿐만 아니라 전반적인 건강 증진에도 도움이 된다. 규칙적인 운동, 충분한 수면, 건강한 식단, 스트레스 관리 등 건강한 습관을 형성하는 것이 중요하다. 통증 예방은 하루아침에 이루어지는 것이 아니다. 지속적인 노력과 꾸준한 관찰을 통해 자신의 체형과 습관을 개선하고, 건강한 생활 습관을 유지하는 것이 중요하다.

또한, 통증 발생 여부를 꾸준히 관찰하고, 변화가 있다면 적절하게 대처해야 한다. 통증 발생 여부를 관찰하는 방법 역시 통증이 느껴질 때 별도로 기록을 해보는 것이다. 통증 발생 시점, 지속 시간, 강도, 동반 증상 등을 기록하면 통증 발생 원인을 파악하는 데 도움이 된다. 체형 및 습관 변화 역시 적어보자. 자신의 체형과 습관 변화를 꾸준히 관찰하면 변화에도 도움이 된다. 체중 증감, 근육량 변화, 자세 변화, 생활 습관 변화 등을 기록해두면 통증 발생과 관련된 변화를 파악할 수 있다.

병원은 아프기 전에 가는 곳

·

미국의 발명가 토마스 에디슨은 1900년대 초에 미래의 의사에 대해 이렇게 이야기했다. "미래의 의사는 환자에게 약을 주기보다 환자의 체질과 음식에 대해 얘기할 것이다. 또한 질병의 원인과 예방에 관심을 갖도록 할 것이다." 에디슨이 말했던 미래는 이미 도래했다. 이제 병원은 꼭 아파서 방문하는 곳이 아닌 예방하기 위해 방문하는 곳이 되었다.

현대 사회에서는 특히 질병 치료보다는 건강 증진과 질병 예방에 더욱 집중해야 한다는 목소리가 높아지고 있다. 과거에는 아픈 사람을 위한 의료가 주를 이루었지만, 최근에는 건강한 사람들이 질병에 걸리지 않도록 예방하는 데 초점을 맞춘 예방의학이 중요한 역할을 하고 있다. 예방의학은 단순히 질병을 예방하는 것뿐만 아니라 건강한 삶의 질을 유지하고 증진하는 데에 기여한다.

현대 사회의 생활 방식은 척추와 관절 건강에 악영향을 미치는 요인이 많다. 컴퓨터 작업, 휴대폰 사용 증가, 운동 부족, 비만 등으로 인해 척추와 관절에 지속적인 부담이 가해지고 있기 때문이다. 이는 척추의 다양한 문제로도 이어질 수 있다. 척추와 관절 건강을 유지하기 위해서는 통증이 발생했을 때 단순 치료를 하는 것보다는 예방에 힘쓰는 것이 우선이다. 예방의학적인 접근은 건강한 생활 습관 유지, 적절한 운동, 정기적인 검진 등을 통해 척추와 관절 문제의 발생을 미연에 방지하는 데 초점을 맞춘다.

 균형 잡힌 식단, 규칙적인 운동, 충분한 수면, 금연, 금주 등 건강한 생활 습관을 형성하는 것은 예방의학의 가장 기본이 되는 전략이다. 건강한 삶의 질을 유지하고 증진함으로써 고통과 불편함을 줄이고, 활동 능력을 향상시키며, 삶의 만족도를 높일 수 있다. 질병을 예방함으로써 치료에 필요한 의료 자원과 비용을 절감하는 데도 도움이 된다.

 나 역시 체질과 체형, 자세와 습관에 대해 말하면서 통증을 고치고 예방하는 방법에 대해 여러 매체를 통해 얘기하고 있다. 시기마다 치과에서 스케일링을 하면서 치아를 관리하면 적은 비용과 시간으로 치아 건강을 챙길 수 있듯이, 척추와 관절 또한 예방의학적인 방법으로 접근한다면 훨씬 높은 삶의 질을 영위할 수 있을 것이다. 또한 불편한 느낌이나 경미한 통증과 같은 이상 징후가 나타날 때 미리 병원에서 정기적인 기본 검사와 그에 따른 운동 처방, 추나요법과 같은 교정 치료를 받는다면 극단적인 치료 방법을 피할 수 있을 것이다. 건강은 우리 삶의 가장 소중한 자산이다.

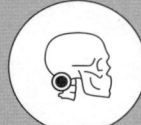 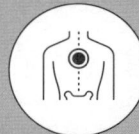 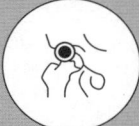

CHAPTER 3

주사, 꼭 맞아야 할까

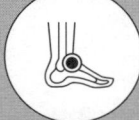 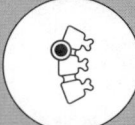 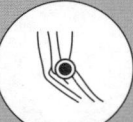

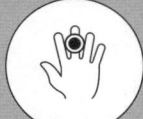 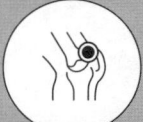 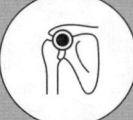

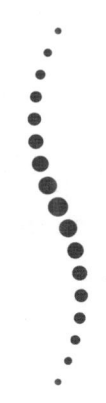

관절 통증, 관절 주사만이 답인가?

관절 통증은 누구나 한 번쯤 경험하는 일상적인 증상이지만 가벼운 불편함에서부터 심각한 장애에 이르기까지 다양한 형태로 나타날 수 있다. 만성화되면 걷기, 계단 오르기 등 일상생활에도 지장을 초래할 뿐만 아니라, 전반적인 삶의 질이 크게 저하될 수 있다. 이러한 통증을 완화하고 기능을 회복하기 위한 치료에는 다양한 방법이 있지만 대표적으로 알려진 것이 바로 관절 주사다. 하지만 많은 환자들이 관절 주사가 정말 자신에게 적합한 치료법인지, 다른 치료 방법들과 비교했을 때 어떤 이점과 단점이 있는지 궁금해하고 고민하는 부분이 많다.

관절 주사에는 크게 두 가지 종류가 있는데, 바로 '연골 주사'와 '뼈 주사'다. 흔히 연골 주사로 알려진 히알루론산 주사는 관절액과 유사한 성분의 히알루론산을 주사하여 관절의 윤활 작용을 개선하고 통증을 완화하는 방법이다. 장기간 사용하면 연골 재생을 촉진하는 등 도움이 될 수 있다는 연구도 진행 중이지만 아직 초기 단계다. 부작용은 거의 없지만, 효과가 나타나는 데까지 몇 주가 걸리고, 효과 지속 기간은 약 6개월 정도로 알려져 있다. 뼈 주사라고 부르는 스테로이드 주사는 강력한 항염증 및 진통 효과를 가진 스테로이드 약물을 주사하는 방법이다. 즉각적인 통증 완화에 효과적이지만, 장기간 사용할 경우 골밀도 감소나 면역력 저하 등의 부작용이 발생할 수 있으며, 효과가 떨어지면 오히려 더 큰 통증을 유발할 수 있다는 단점이 있다.

이러한 관절 주사는 수술이 필요 없는 비침습적 치료법으로, 회복 시간이 짧다는 장점이 있다. 특히 스테로이드 주사는 급성 통증을 완화하는 데에 매우 효과적이지만, 효과 지속 기간이 상대적으로 짧기 때문에 반복적인 치료가 필요할 수 있다. 게다가 이러한 주사 치료는 근본적인 문제를 해결하기보다는 증상을 완화하는 데 중점을 둔 치료법이다.

증상 완화부터 근본 해결까지, 다양한 치료법 알아보기

•

관절 주사 외에도 관절 통증을 다스리는 다양한 방법들이 있다. 적절한 체중 조절 역시 증상 완화에 큰 도움이 된다. 관절에 부담을 줄이기 위해 보조기를 사용하거나 혈액 순환을 개선하는 뜸과 침 치료도 통증을 완화하는 데 유용하다. 자세 불균형을 바로잡아 관절에 가해지는 부하를 균일하게 해주는 추나요법 또한 도움이 된다. 하지만 무엇보다 규칙적인 운동이야말로 관절 주변 근육을 강화하고 유연성을 향상시켜 통증을 줄이고 관절 기능을 개선하는 데 가장 효과적인 방법이다. 장기적인 안목을 가지고 내 관절을 스스로 관리할 수 있는 힘과 실력을 기르는 것이 중요하다. 이때 운동은 저강도 유산소 운동과 근력 운동을 병행하는 것이 바람직하다.

치료법	장점	단점
물리 치료	통증 완화와 기능 회복에 도움 수술 없이 안전하게 진행 가능	지속적인 치료 필요 효과가 나타나는 데까지 시간이 걸림
적정 체중 유지	관절에 가해지는 부담이 줄어 통증 완화에 효과 전반적인 건강 상태 개선에 도움	무리한 다이어트는 영양 불균형으로 인한 체력 저하, 근육량 감소 등의 부작용이 따르므로 주의
보조기 및 찜질	안정적인 관절 상태 유지 근육 이완 및 혈액 순환 개선	뜨거운 물은 피부 손상 위험 만성 질환이 있는 경우 의사와 상담 필요
운동	관절 주변 근육 강화 유연성 개선 관절 기능 향상	개인의 능력에 따른 운동 수준을 고려하지 못하는 경우 부상의 위험이 따름
침 치료	근육 이완, 관절 가동성 개선, 통증 완화	시술자의 숙련도에 따른 치료 효과 차이 발생
추나요법	척추나 관절의 불균형을 바로 잡아 통증 완화, 움직임 개선	시술자의 숙련도에 따른 치료 효과 차이 발생

물리 치료

물리치료는 치료사가 직접 근육과 관절의 기능 향상에 도움을 주는 도수 치료와 찜질 등의 치료 도구를 사용하는 인자 치료가 있다. 가동 범위를 넓히고 근력을 강화하는 도수 치료, 조직 치유와 혈류 개선 효과가 있는 인자 치료를 통해 통증 완화와 기능 회복을 도모한다. 수술이나 약물에 비해 부작용이 적어 안전하게 진행 가능하고 효과가 뛰어나다는 장점도 있다. 다만 지속적인 치료가 필요하며 치료사 역량에 따라 치료 결과의 차이가 크다는 점은 치료 시 고려해야 할 점이라 할 수 있다.

적정 체중 유지

과체중은 관절에 큰 부담을 주어 통증을 악화시키는 주요 요인이다. 적절한 운동과 식단 관리를 통해 건강한 체중을 유지하는 것이 중요하다. 체중 감량은 관절에 가해지는 부담을 줄이고 통증을 완화하는 데 효과적이다. 또한, 체중을 감량하면 전반적인 건강 상태 개선에도 도움이 된다. 체중 감량하기 위해서는 저칼로리 식단을 섭취하고, 과식을 피해야 한다. 규칙적인 운동을 통해 칼로리를 소모해야 한다.

보조기

관절에 부담을 줄이고 통증을 완화하기 위해 보조기를 사용하는 방법도 있다. 무릎, 팔꿈치, 손목 등 통증이 심한 부위에 맞는 보조기를 착용하면 활동 시 통증을 줄이고 안정적인 관절 상태를 유지하는 데 도움이 된다. 하지만 보조기는 그 뜻 그대로 보조장치이다. 보조기를 장시간 사용하면 근육 약화와 관절의 불안정성으로 이어질 수 있다. 따라서 보조기에 의존하지 않고 자발적인 근육 강화 운동을 병행해야 한다. 시간이 지남에 따라 증상의 개선을 느끼면 사용을 점진적으로 줄여가는 것이 중요하다.

침 치료

　한의학의 대표적인 치료법으로 침의 길이와 두께에 따라 다양한 효과를 만들 수 있다. 길고 굵은 침은 허리나 골반과 같은 두꺼운 근육이 있는 곳에, 짧고 얇은 침은 경추 부위와 같은 근육이 얇은 근육이 있는 곳에 효과적이다.

　침술의 기전을 간략히 비유하면 마치 112나 119로 신고를 하는 것과 같다. 특정 부위에 침이 들어가면 자극을 통해 주변에 미세 염증을 일으킨다. 이때 미세염증은 흔히 아는 질병에서 나타나는 염증보다 아주 미세해서 큰 부작용 없이 통증을 일으키는 질환을 치료하는 물질들을 끌어당긴다. 침의 미세 염증 효과는 마치 독감 걸리기 전 약화된 독감 바이러스를 투여하는 예방접종과 비슷한 개념이다.

　최근에 '전침'이라고 불리는 침 전기 자극술은 일반적으로 알려진 침보다 더 빠르고 큰 효과를 나타낸다. 전기의 다양한 주파수와 세기를 조절하여 더 세밀한 치료가 가능하다.

추나요법

　추나요법은 한의학적 원리를 바탕으로 한 수기 치료법으로, 척추와 관절을 교정하고 근육과 인대를 이완하여 신체 균형을 회복하는 치료 방법이다. 경혈을 자극하여 근육 등의 연부 조직을 이완하기도 하며 이를 통해 혈액 순환을 증진시키고 근신경계를 정상화시킨다. 생활 습관이나 걸음걸이를 교정해 진료실을 넘어 일상에서의 문제 발생 원인을 제거하는 것에도 목표를 둔다. 기혈 순환을 원활하게 만들어 신경 기능을 회복시키고, 손발 저림이나 근육 경직 같은 증상을 완화하는 데 도움이 된다.

　한의사가 시행하는 대표적인 비수술적 치료법으로, 약물이나 수술 없이 통증을 완화하고 기능을 회복할 수 있는 치료법으로 각광받고 있다.

운동

　규칙적인 운동은 관절 주변 근육을 강화하고 유연성을 개선하여 통증을 완화하고 관절 기능을 향상시키는 데 가장 효과적인 방법이다. 특히, 저강도 유산소 운동과 근력 운동을 병행하는 것이 좋다. 저강도 유산소 운동으로는 걷기, 수영, 자전거 타기 등이 관절에 부담을 적게 주는 운동이다. 스쿼트, 런지, 팔굽혀펴기 등 근력 운동은 관절 주변 근육을 강화하는 운동이다. 운동을 처음 시작하는 경우, 자신에게 맞는 운동을 찾아 무리하지 않고 천천히 시작하여 점차 운동 강도와 시간을 늘려나가면 된다. 통증이 느껴지는 경우 즉시 운동을 중단하고 의사와 상담해야 한다.

이처럼 관절 통증 치료에는 여러 가지 옵션이 있으며, 각각의 치료법은 그 특성과 장단점을 가지고 있다. 따라서 환자 개개인의 상황과 필요에 맞추어 적절한 치료법을 선택하는 것이 중요하다. 관절 주사가 통증 개선에 즉각적인 효과를 보인다고 느낄 수 있지만, 다른 방법들과 함께 고려하여 종합적인 치료 계획을 세우는 것이 필요하다. 이를 통해 관절 통증을 효과적으로 관리하고 삶의 질을 향상시킬 수 있을 것이다.

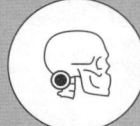 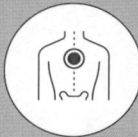 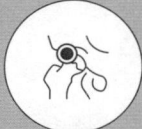

CHAPTER 4

이름만 들어도 무서운 수술, 꼭 해야 할까

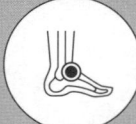 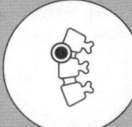 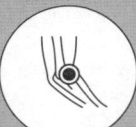

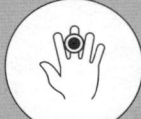 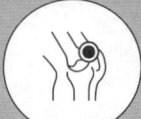 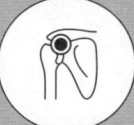

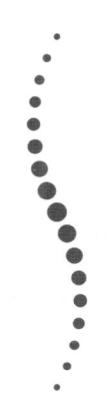

이름만 들어도 무서운 수술!
꼭 해야 하나요?

•

 수술이라는 단어만 들어도 많은 사람들이 두려움을 느낀다. "과연 이 수술이 필수적인 것일까?"라는 의문이 드는 것은 당연한 일이다. 최근 의료계에서는 '시술'이라는 이름을 사용하여 수술을 지칭하는 경우가 많아졌다. 하지만 이러한 시술들은 사실 과거에 '최소 침습 수술'이라고 알려졌던 수술법들과 크게 다르지 않다. 과연 이러한 수술들이 정말 꼭 필요한 것일까?
 최신 연구 결과에 따르면 통증 치료를 위해 시술과 보존적 치료를 병행했을 때, 장기적인 예후에 있어 두 방법 간에 유의미한 차이가 없다는 것이 밝혀졌다. 더욱 놀라운 사실은 심지어 수술을 받지 않은 환자들이 수술을 받은 환자들보다 오히려 일상생활로의 복귀가 더 빨랐고, 통증 관리와 재활에 있어서 더 뛰어난 자가 관리 능력을 보였으며, 전반적인 삶의 질도 더 높은 수준으로 유지되었다는 연구 결과가 보고되었다.●

그러나 모든 경우에 수술이 불필요한 것은 아니다. 특정 상황에서는 적절한 외과적 처치를 고려해야 하는 경우도 있다. 예를 들어, 신경 압박으로 인해 부분적인 감각 마비가 발생한 경우, 말초 신경 침범으로 인한 성기능 장애 또는 배뇨 및 배변 장애가 나타난 경우, 그리고 극심한 통증이 수개월 이상 지속되는 경우에는 수술을 고려해야 할 수 있다.

미국 정형외과학 교과서에서도 수술은 최후의 수단이라고 명시하고 있다. 특히 고령의 환자들의 경우, 수술 후 회복이 어려울 수 있기 때문에, 병원에서는 수술을 권하지 않거나 대형 병원으로 진료를 의뢰하는 경우도 있다. 수술 치료는 환자가 체력적으로나 환경적으로 충분한 뒷받침이 가능한 경우에

● Kim et al. Recent Domestic and International Trends on Non-Surgical Treatment of Lumbar Spinal Stenosis. Journal of Korean Medicine, 2021, 31.3.

만 고려되어야 한다. 따라서 수술이 절대적으로 필요한 경우가 아니라면 충분한 보존적 치료를 시도한 후에 수술을 고민하는 것을 강력하게 추천한다. 수술은 항상 마지막 선택지라는 것을 명심하고, 가능한 한 충분한 보존적 치료 방법을 통해 증상을 완화하거나 개선할 수 있는지 먼저 검토하는 것이 중요하다.

수술 vs 보존적 치료

·

보존적 치료는 환자에게 수술적 개입 없이 질병을 관리하고 증상을 완화하는 다양한 방법을 제공한다. 이러한 치료법은 약물 치료, 물리 치료, 생활 습관 개선 등을 포함하며, 특히 수술의 위험성이 높거나 즉각적인 치료가 필요하지 않은 경우에 유용하다. 브존적 치료는 환자의 삶의 질을 향상시키고, 수술로 인한 부작용의 위험을 줄이며, 빠른 회복을 도울 수 있다. 대표적인 보존적 치료인 침 치료는 침습적이긴 하지만 국소마취가 필요 없고 시술 후 출혈 등의 큰 손상이 발생하지 않는 장점이 있다.

보존적 치료의 장점

수술은 환자의 병변 부위에 직접적인 변형을 가하는 의료 절차이다. 이는 통증 원인 부위에 대한 즉각적인 변화로 인한 빠른 문제해결이 가능하다. 일부 병변에 있어 대체 불가한 치료 방법이라는 큰 장점을 가지고 있다.

하지만 높은 비용, 긴 회복 기간이라는 문제점을 수반하고 수술 후에는 수술 부위의 통증과 불편함을 경험할 수 있다. 수술 범위가 큰 경우 회복을 위한 재활치료가 따로 요구되기도 한다. 또한 신경 손상 등의 부작용이 발생 가능하며, 이로 인해 추가적인 불편함을 초래할 수 있다.

긴 회복 시간이라는 것이 주는 불편함 역시 생각보다 크다. 수술 부위에 대한 위생적이고 전문적인 관리가 필요한데 제대로 이행되지 않을 경우 상처를 통한 감염, 그로 인한 염증 발생과 재수술에 대한 우려도 존재한다. 그리고 이 모든 것은 치료를 위한 비용에 포함될 수밖에 없다.

하지만 이러한 불편함을 크게 줄일 수 있는 대안이 보존적 치료이다. 보존적 치료는 비침습적이거나 최소한의 침습만을 요구하는 방법으로, 더 안전하고 편안한 치료 대안을 제공한다. 이러한 치료법은 회복 기간을 단축시켜 환자가 일상생활을 유지하면서 치료에 임할 수 있고, 짧은 회복 기간을 지녀 빠른 사회복귀를 가능하게 한다. 보존적 치료는 통증과 불편함을 최소화할 수 있으면서도, 부작용의 위험이 감소하고, 경제적 부담을 경감할 수 있다는 이점이 있다. 수술 후 발생할 수 있는 감염, 출혈, 신경 손상 등의 부작용 위험이 보존적 치료에서는 상대적으로 낮다.

현대의 의료에서 고려해야 할 점은 치료가 가능한지 여부만이 전부는 아니다. 환자의 체력과 삶의 질, 환자를 둘러싸고 있는 사회적인 환경도 고려한 전인적인 치료를 목표로 한다. 치료는 지속 가능해야 하며 환자가 본인의 상태를 이해하고 스스로 관리할 수 있어야 한다. 환자와 의료진은 각 환자의 개별적인 상황과 건강 상태를 고려하여, 수술과 보존적 치료 방법 사이에서 최적의 균형을 찾아야 한다. 보존적 치료는 특히 수술의 위험이 높거나, 회복 기간이 길어질 수 있는 환자들에게 유리한 선택이 될 수 있다.

보존적 치료는 환자의 삶의 질을 향상시키고, 수술로 인한 위험을 최소화하며, 빠른 회복을 도모하는 다양한 비수술적 치료 방법들을 포함한다. 여기에 포함된 치료법으로는 물리 치료, 한방 치료, 약물 치료, 주사 치료 등이 있는데, 이는 환자가 겪고 있는 증상들을 완화시키는 것에 목적이 있다.

여기서 약물과 주사 치료는 근본적인 문제점을 가지고 있다. 단기적으로 통증을 줄여 환자가 일상생활을 유지하도록 돕지만 약물의 경우 위장 장애, 신장 손상, 간 기능 저하 등의 부작용을 초래할 수 있다. 또한, 약물에 오랜 기간 의존하게 되면 신체의 자가 치유 능력이 저하되면서 점점 더 강하고 많은 약을 필요로 하게 된다. 주사 치료도 단기적으로 매우 효과적인 통증 완화 방법이다. 하지만 반복적인 주사 치료는 관절 연골과 힘줄을 약화시키고, 조직 퇴행을 촉진할 수 있다. 프롤로테라피나 히알루론산 주사 역시 조직을 보호하는 효과가 있지만, 통증의 근본적인 원인을 제거하지 않는다는 점에서 한계가 있다. 즉, 약물과 주사치료는 뿌리를 제거하는 것이 아니라 증상을 감추는 임시방편에 불과하다.

보존적 치료를 통한 개선은 통증의 근본적인 원인을 분석하고, 잘못된 움직임 패턴을 교정하는 데 초점을 맞춘다. 근육과 관절을 강화하여 부상을 예방하고 신체 기능을 향상시키는 역할을 한다. 특히 체력과 유연성을 기르고 신체 정렬을 바로잡아 만성 질환을 예방하는 데 도움을 준다. 이는 단순히 통증을 줄이는 것이 아니라, 재발을 방지하고 전반적인 건강을 개선하는 것이다. 신체가 스스로 균형을 찾고 치유하는 능력을 강화한다. 당연히 부작용은 거의 없으며, 장기적으로 봤을 때 건강을 유지하는 데 가장 효과적인 방법이다. 올바른 움직임을 배우고 꾸준히 실천하면 치료 효과를 오랫동안 유지할 수 있다. 그야말로 환자 스스로가 치료 주체로 적극 참여하여 스스로의 건강을 관리할 수 있는 능력을 길러주는 것이다.

거기에 더해 약침 역시 회복과 재생에 효과적이다. 약침 치료는 한약의 강한 향을 느끼지 않고도 신체 내부에 주입할 수 있다는 장점이 있다. 그중에서도 녹용은 소아 성장 발달을 돕는 약재로 유명한데 이를 이용한 약침은 인대와 관절 강화에 효과적이다.

흔히 아는 봉침, 봉약침은 정제된 꿀벌의 독을 이용하고, 항염증 작용과 면역 기능 개선, 신경 장애 개선 효과가 있다.

보존적 치료의 장점	수술의 단점
수술 없이 증상을 완화하거나 개선할 수 있음	재수술이 필요할 수 있음
회복 기간이 짧음	회복 기간이 긺
부작용이 적음	부작용이 발생할 수 있음
비용이 저렴	비용이 많이 들 수 있음

물론, 보존적 치료가 모든 상황에 적합한 것은 아니며 모든 질병이 보존적 치료로 완치되는 것은 아니다. 보존적 치료는 증상 완화에 시간이 걸릴 수 있고 지속적인 관리가 필요하다. 인내심을 가지고 꾸준한 치료를 지속하는 것이 중요하다.

다양한 치료 옵션을 비교해보고, 자신의 상태와 상황에 가장 적합한 최적의 치료 방법을 선택해야 한다. 보존적 치료는 환자의 삶의 질을 최우선으로 고려하며, 수술적 개입의 부담을 줄이면서도 효과적인 치료 결과를 제공할 수 있는 중요한 대안이 될 수 있다.

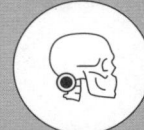 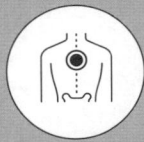 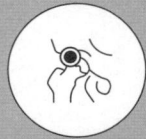

CHAPTER 5

건강 정보, 어디까지 믿어야 하나

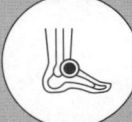 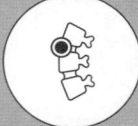 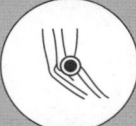

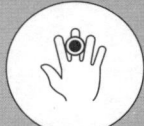 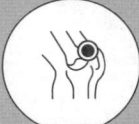 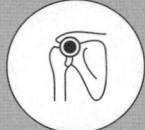

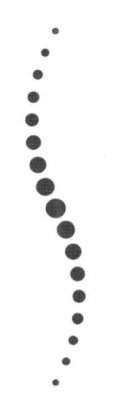

건강 기능 식품은 만능이 아니다

건강 기능 식품은 다양한 영양소와 생리 활성 물질을 함유하여 우리 몸의 질병 예방, 개선 또는 기능 향상을 돕기 위해 특별히 제조된 제품이다. 건강 기능 식품은 식품에 속하지만, 일반 식품과 달리 특정 기능을 가지고 있다는 점에서 차별화된다. 이상적으로는 매끼 모든 식사가 영양적으로 균형을 이루어야 하겠지만, 현대 사회에서는 바쁜 일상생활 속에서 과거에 비해 외식 의존도가 높아졌고, 때로는 끼니를 건너뛰거나 간단한 패스트푸드로 식사를 대체하는 경우도 많다. 이로 인해 균형 잡힌 식사를 하는 것이 어려워지고, 이러한 상황 속에서 건강 기능 식품은 영양소 보충 및 건강 증진을 위한 대안으로 인기를 얻고 있다. 이에 따라 영양소 부족을 우려하여 습관적으로 영양제를 찾는 사람들이 점점 늘어나고 있다.

하지만 건강 기능 식품이 모든 문제의 해결책이 될 수는 없다. 일부 건강 기능 식품은 실제로 특정 영양소가 부족할 때 도움이 될 수는 있지만, 질병을 예방하거나 치료하는 의약품으로 간주될 수는 없다. 건강 기능 식품에 대한 과도한 기대나 신뢰를 가지고 있는 경우 오히려 건강에 해로울 수 있으며, 건강 기능 식품에 지나치게 의존하다가 필요한 치료를 놓치게 되어 병세를 악화시킬 수도 있다. 게다가 건강 기능 식품은 의약품과 함께 복용했을 때 서로의 효과를 방해하거나 예상치 못한 부작용을 일으킬 위험도 있다. 따라서 만약 기존에 처방약을 복용하고 있다면, 건강 기능 식품을 복용하기 전에 반드시 전문의와 상담하는 것이 필수적이다.

온라인 건강 기능 식품의 문제점

인터넷을 통해 홍보하고 판매하는 건강 기능 식품에 대해서는 더욱 신중한 접근이 요구된다. 허위 광고나 과장된 주장에 현혹되지 않도록 주의를 기울이고, 제품을 구매하기 전에는 반드시 식품의약품안전처의 공식 웹사이트에서 해당 제품의 기능성 및 안전성에 대한 정보를 철저히 확인해야 한다.

온라인상에서는 건강 기능 식품의 효과를 과장하거나 잘못된 정보를 제공하는 경우가 흔하다. 이러한 행위는 소비자들이 잘못된 정보에 기반한 결정을 내리게 하고, 불필요하게 과도한 기대감을 조성하거나 오해를 불러일으킬 수 있다. 특히 일부 온라인 판매 건강 기능 식품 제품들은 안전성이 충분히 검증되지 않았을 수도 있는데, 이는 건강에 심각한 위험을 초래할 수 있다. 온라인으로 판매되는 건강 기능 식품 중에는 복용 방법이나 주의 사항 등 복용 정보가 명확하게 제시되지 않는 경우가 있고 전문적인 상담 없이 복용하는 경우가 많은데, 이는 부적절한 사용으로 인한 부작용의 위험을 증가시킬 수 있다.

건강 기능 식품은 적절하게 선택하고 사용할 때 건강에 도움이 될 수 있지만, 잘못된 정보나 부적절한 사용은 오히려 건강에 해를 끼칠 수 있다. 항상 정보에 대한 검증과 전문가의 조언을 통해 건강한 선택을 하는 것이 중요하다.

건강 기능 식품을 올바르게 활용하기 위해서는

식품 의약품 안전처 사이트 확인

건강 기능 식품을 구매하기 전에 반드시 식품 의약품 안전처 건강 기능 식품 사이트(https://data.mfds.go.kr/hid/main/main.do)에서 제품의 기능성 및 안전성 정보를 확인해야 한다. 식품 의약품 안전처 사이트에서는 건강 기능 식품에 대한 다양한 정보를 제공하고 있다.

- 기능성 식품: 기능성 평가 결과, 기능성 원료 함량, 권장 섭취량, 주의사항 등
- 건강 보조 식품: 성분, 제조업체 정보, 권장 섭취량, 주의사항 등
- 허위 광고 또는 안전성 문제가 있는 건강 기능 식품 정보 등

또한, '건강 기능 식품 검색' 기능을 통해 제품명, 기능성 원료, 업체명 등을 검색하여 원하는 정보를 쉽게 찾을 수 있다.

전문가 상담

건강 기능 식품 복용 전에 전문가와 상담하여 자신의 건강 상태에 맞는 제품인지 확인하는 것이 중요하다. 특히 기존 질병이 있거나 약을 복용하고 있는 경우는 반드시 상담을 받아야 한다. 특정 질환을 가진 사람, 임산부, 수유부, 영유아에게 적합하지 않을 수 있으므로 복용 전에 전문가와 상담이 필요하다.

- 의사: 특정 질환이 있거나 약을 복용하는 경우, 의사와 상담하여 건강 기능 식품이 질병 치료 또는 약물과의 상호 작용에 영향을 미치는지 확인해야 한다.
- 약사: 약국에서 약사와 상담하여 건강 기능 식품이 처방 약과의 상호 작용을 일으키는지 확인할 수 있다.
- 영양사: 영양 불균형 또는 영양소 부족이 있는 경우, 영양사와 상담하여 건강 기능 식품보다는 맞춤형 식단 조절을 통해 영양소를 보충하는 것이 바람직한지 확인할 수 있다.

부작용 발생 시 즉시 섭취 중단

건강 기능 식품은 권장 섭취량을 꼭 지켜야 한다. 과다 복용은 오히려 건강에 해를 끼칠 수 있다. 권장 섭취량을 초과할 경우 설사, 변비, 메스꺼움, 구토 등의 위장 장애, 간 기능 장애, 신장 기능 장애, 혈압 상승 또는 하강, 두통, 불면증, 심장 두근거림 등 부작용이 발생할 수 있다.

건강 기능 식품 복용 중 부작용이나 이상 반응이 나타나면 즉시 복용을 중단하고 전문의와 상담해야 한다. 피부 발진, 가려움증 등의 알레르기 반응, 기타 설명서에 명시되지 않은 이상 반응이 있을 수 있다.

건강 기능 식품은 질병 치료제가 아니다. 질병 예방 또는 개선을 위해서는 건강한 식습관, 규칙적인 운동, 충분한 수면 등의 생활 습관 개선이 가장 중요하다. 건강 기능 식품은 결코 건강한 식습관과 규칙적인 운동을 대체할 수 없다. 건강 기능 식품들은 영양소가 부족하거나 특정 기능을 향상시키고자 할 때 보조적으로 사용될 수 있으나, 이 역시 건강한 생활 습관을 기반으로 할 때에만 효과적이다. 건강 기능 식품은 이러한 기본적인 건강 관리를 보완하는 역할을 해야 한다. 건강 기능 식품은 올바르게 선택하고 적절하게 복용할 때 건강에 도움이 될 수 있지만, 과도한 기대나 무분별한 복용은 오히려 해가 될 수 있으니 건강 기능 식품을 사용할 때는 항상 신중하게 접근하고, 전문가의 조언을 구하는 것이 중요하다. 건강한 삶을 위해서는 건강 기능 식품에만 의존하지 말고 올바른 정보를 바탕으로 현명하게 활용하는 것이 중요하다는 사실을 잊지 말아야 한다.

건강 기능 식품 관련 추가 정보

식품 의약품 안전처 건강 기능 식품 사이트:
https://data.mfds.go.kr/hid/main/main.do

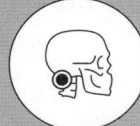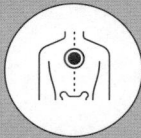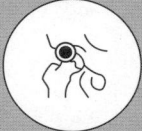

CHAPTER 6

관절은
쓰는 만큼 닳는다는데

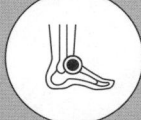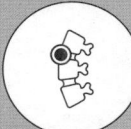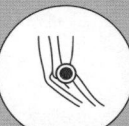

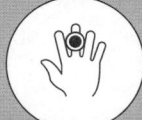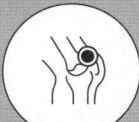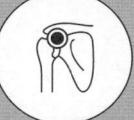

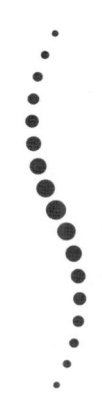

우리의 관절, 특히 뼈와 뼈 사이의 연골과 인대는 재생 과정에 필수적인 혈관 공급이 부족하여, 지속적인 과사용으로 마모가 발생하면 그로 인한 손상을 복구하는 것이 매우 어려울 수 있다. 그렇다면 바쁜 일상 속에서 통증을 느끼고도 쉴 수 없는 상황에서는 어떻게 해야 할까?

다행히도 우리 몸은 사용하면서 닳아가는 것과 동시에 비워진 부분을 채우기 위해 스스로를 치유하는 능력이 있다. 관절 윤활액은 우리 몸이 자연스럽게 분비하는데, 이는 휴식할 때보다 운동을 할 때 더 많이 생성된다. 바쁜 업무에도 불구하고 회복을 위한 적절한 운동을 병행하는 것이 중요한 이유다.

하지만 이때 추천하는 운동은 무거운 바벨을 드는 것이나 순발력을 요구하는 구기 종목과 같은 고강도 운동이 아니다. 관절의 재생을 촉진하고 통증을 줄이는 데 도움이 되는 운동은 따로 있다. 짧아진 근육을 늘려 혈액 순환을 개선하는 스트레칭, 인체의 중심부 근육을 강화하여 부상을 예방하는 코어 근육 운동, 그리고 근육과 관절을 이완시켜주는 어깨 돌리기 운동과 같은 가벼운 운동이 바람직하다. 이러한 운동들은 과로로 인한 관절의 손상과 마모를 최소화하며, 더 나아가 관절의 회복과 재생을 촉진하는 데 도움을 준다. 업무로 인해 충분한 휴식을 취하기 어렵다면, 하루에 단 5분이라도 가벼운 운동을 통해 몸에 최소한의 여유를 부여하는 것이 좋다.

더불어, 관절 윤활액을 적절히 유지하기 위해서는 충분한 수분 섭취가 필수적이며, 관절 건강에 필요한 영양소를 섭취하기 위해 균형 잡힌 식단을 유지하는 것이 중요하다. 과도한 체중은 관절에 불필요한 부담을 주므로, 건강한 체중 관리를 통해 관절 건강을 지키는 것 역시 중요하다.

연골과 인대 마모의 원인 및 과정

연골은 우리 몸의 관절 부위에서 중요한 역할을 하는 흰색의 탄력 있는 조직으로, 뼈 끝단을 덮고 있다. 이 연골은 뼈와 뼈 사이에서 발생할 수 있는 마찰을 줄여주고, 외부 충격을 효과적으로 흡수하여 관절이 부드럽게 움직일 수 있도록 돕는다. 또한, 연골은 관절 윤활액을 생성하여 관절의 원활한 운동을 지원하고, 필요한 영양분을 공급하는 역할을 한다. 관절의 표면을 매끄럽게 만들어주어 관절의 움직임이 원활하게 이루어지도록 한다. 연골세포는 이러한 연골의 주요 구성 세포로서, 연골 기질을 생성한다. 연골 기질은 콜라겐섬유, 프로테오글리칸, 물 등 다양한 성분으로 구성되어 있으며, 연골에 탄성과 강도를 부여한다. 골막은 연골 바로 아래에 위치한 얇은 막으로, 연골에 영양분을 공급하는 데 중요한 역할을 한다.

인대는 뼈와 뼈를 연결하는 강한 섬유 조직으로, 관절의 안정성을 유지하고 과도한 움직임을 제한하여 부상을 방지하는 역할을 한다. 인대는 근육이 생성하는 힘을 뼈로 전달하여 관절의 정상적인 움직임을 돕고, 관절의 위치와 움직임에 대한 감각 정보를 신경계로 전달한다. 인대 섬유는 주로 콜라겐섬유로 이루어져 있어 인대에 강도와 탄성을 제공하며, 인대 기질은 섬유 사이의 공간을 채우는 물질로, 섬유의 윤활과 보호 역할을 한다. 인대 피막은 인대를 둘러싸고 있으며, 인대에 영양분을 공급하는 중요한 역할을 담당한다.

연골과 인대는 혈관 공급이 적거나 거의 없기 때문에 다른 조직에 비해 재생 능력이 낮다. 이러한 연골과 인대는 반복적인 사용, 노화, 외상 등으로 인해 마모될 수 있다. 특히, 축구, 농구, 배구와 같은 고강도의 스포츠 활동은 연골과 인대에 큰 스트레스를 주어 마모 위험을 증가시킨다. 나이가 들면서 연골과 인대의 콜라겐섬유가 감소하고 조직이 약해지면서 마모되기 쉬워지는데, 이는 노화 과정에서 자연스럽게 발생한다. 관절 윤활액의 생성량이 감소하면 관절의 마찰이 증가하고, 연골 손상의 위험을 높일 수 있다. 넘어짐이나 충돌과 같은 외상은 연골과 인대에 직접적인 손상을 입힐 수 있으며, 심각한 경우에는 연골과 인대가 파열되거나 찢어져 영구적인 기능 장애를 초래할 수 있다. 이러한 손상은 치료가 어렵고 장기적인 관리가 필요할 수 있으므로, 관절 건강을 위해 적절한 운동과 생활 습관이 중요한 것이다.

연골과 인대 손상: 증상과 치료 방법

연골과 인대 손상은 통증, 붓기, 강직, 불안정성 등 다양한 증상을 유발하며, 이는 활동 중일 때뿐만 아니라 휴식 중에도 나타날 수 있다. 통증은 활동 시 심해질 수 있으며, 관절 주변의 붓기와 강직은 움직임을 제한하고 불편함을 초래한다. 아침에 일어날 때 관절의 뻣뻣함이나 관절의 헐거움, 딸깍거리는 소리는 관절 불안정성의 징후일 수 있다. 운동 범위의 감소는 관절을 정상적으로 움직이는 데 어려움을 겪게 만든다.

구분	일반적인 증상
통증	활동 시 통증이 심해지고, 휴식 시에도 지속될 수 있다
붓기	관절 주변이 붓는다
강직	관절 움직임이 둔해지고, 특히 아침에 일어날 때 관절이 뻣뻣할 수 있다
관절 불안정성	관절이 헐거운 느낌이 들거나 또는 딸깍거리는 소리가 난다
감소된 운동 범위	관절을 정상적으로 움직이는 데 어려움을 겪을 수 있다

증상의 심각도는 손상의 위치와 정도에 따라 다르며, 가벼운 손상은 경미한 통증과 붓기만 유발할 수 있지만, 심각한 손상은 관절의 불안정성과 영구적인 기능 장애를 초래할 수 있다. 연골과 인대 손상의 치료는 손상의 정도, 위치, 환자의 나

이 및 활동 수준 등 여러 요인에 따라 달라진다.

일반적인 치료 방법

정형외과적인 수술이 필요한 심각한 손상의 경우를 제외한다면 일반적으로는 RICE라는 급성기 손상 관리 방법을 사용해볼 수 있다. 손상된 부위를 보호하고 통증과 염증을 줄이기 위한 휴식, 부기와 염증을 줄이는 얼음찜질, 부기를 줄이고 안정성을 유지하기 위한 압박, 손상 부위를 심장보다 높게 올려서 부종과 염증 반응을 줄이는 거상을 일반적으로 적용한다.

연골과 인대 손상 후 많은 사람들이 활동을 피하려고 한다. 하지만 지나친 휴식은 오히려 관절 기능을 약화시키고 연골

휴식	손상된 부위를 보호하고 통증과 염증을 줄여준다
얼음찜질	붓기와 염증을 줄이는 데 도움이 된다
압박	붕대 또는 압박 스타킹을 사용하여 붓기를 줄이고 안정성을 유지한다
거상	손상된 부위를 심장보다 높게 올려서 부종과 염증 반응을 줄여준다
물리치료	근력 강화, 유연성 향상, 관절 기능 회복을 위한 운동과 스트레칭
침 치료	국소 염증 효과로 조직의 자가 회복 기전 자극
뜸 치료	온열 자극을 통한 혈액 순환 개선, 통증 완화에 도움이 된다
추나요법	척추나 관절의 불균형을 바로잡아 통증 완화, 움직임 개선 등에 도움이 된다
한약	자연 약재를 이용하여 통증을 예방하고 치료하는 데 도움을 준다

과 인대의 탄력을 감소시킨다는 사실을 알고 있는가. 약한 강도의 운동은 관절에 부담을 줄이지 않으면서도 혈류를 증가시킨다. 혈액 순환이 원활해야 연골과 인대로 영양과 산소가 충분히 공급되고 이는 연골과 인대의 재생을 촉진하는 데 결정적인 역할을 한다. 물론 의료기관을 통해 정확한 진단 및 치료 계획에 대해 들어보는 일을 빼먹어서는 안된다. 하지만 적절한 관리만 실천해도 스스로 회복할 수 있는 길이 열린다.

뜸 치료, 침 치료, 한약 처방 및 추나요법과 같은 한방 치료도 매우 효과적이다. 한방 치료는 통증 완화와 염증 감소, 혈액 순환 촉진에 도움을 주며, 연골과 인대의 회복을 돕는 자연적인 방법으로 치료 효과를 촉진시킬 수 있다. 약물 치료나 수술을 고려하기 전에, 이 방법들을 실천하며 몸이 변화하는 것을 직접 경험해보자. 연골과 인대 건강은 결코 남이 대신 지켜줄 수 없다. 지금부터라도 적극적으로 관리하여 건강한 관절을 유지해보는 것은 어떨까?

업무 환경에서 관절 보호 및 일과 후 관절 관리 방법

업무 환경에서 관절을 보호하기 위해서는 적절한 자세를 유지해야 한다. 앉아서 일할 때는 허리를 곧게 펴고, 컴퓨터 화면이 눈높이에 맞추며, 키보드와 마우스를 몸과 가까운 위치에 두어야 한다. 손목과 손가락에 가해지는 스트레스를 줄이기 위해 에르고노믹 키보드, 마우스, 의자 등을 사용하면 손목과 손가락에 가해지는 스트레스를 줄일 수 있다. 서서 일할 때는 무릎을 약간 구부리고, 편안한 신발을 착용하며, 정기적으로 자세를 바꿔줄 필요가 있다. 무거운 물건을 들어 올릴 때는 무릎을 굽혀서 들고, 허리를 곧게 유지하며 가능하다면 다른 사람과 함께 들어 올리는 것을 권장한다.

한 시간마다 일어나서 5분 정도 걷거나 쉬어서 장시간 같은 자세를 유지하지 않도록 한다. 장시간 앉거나 서 있는 작업의 경우, 하루에 몇 번씩 짧은 스트레칭이나 운동을 해야 한다. 꾸준한 운동을 통해 근육을 강화하면 관절에 가해지는 부담을 줄일 수 있다. 특히, 코어 근육 운동은 허리를 안정시키고 관절 보호에 도움이 된다.

일과 후에는 충분한 휴식을 취하여 피곤함을 풀고 근육을 회복시켜야 한다. 과도한 스포츠나 운동은 피하는 것이 좋다. 따뜻한 물로 목욕을 하면 근육을 이완시키고 혈액 순환을 촉진하여 피로를 풀 수 있다. 목욕 시간은 20~30분 정도가 적당하다. 스트레칭을 통해 근육을 풀어주고 관절 가동 범위를 늘리는 것도 좋다. 특히 긴장된 근육 부분을 집중적으로 스트레칭한다.

관절 건강에 필수적인 영양소를 충분히 섭취하기 위해 건강한 식단을 유지하고, 칼슘, 비타민 D, 글루코사민, 콘드로이틴 등이 풍부한 식품을 섭취하는 것이 좋다.

이러한 방법들을 통해 업무 환경에서 관절을 보호하고, 일과 후에 적절한 관절 관리를 할 수 있다. 관절 건강을 위해 바른 자세를 유지하고, 정기적으로 자세를 바꾸며, 근육을 강화하는 운동을 하는 것, 또한 충분한 휴식과 영양 섭취를 통해 관절과 근육의 회복을 도모하는 것, 장기적인 관절 건강을 유지하는 비결이다.

초관절 자세력 노트

진료실에서
가장 많이 받는 질문
FAQ

Q 치료받을 때만 잠깐 나아지고, 다시 아파요!

A "선생님 저 얼마나 치료받아야 나을까요?"

진료 중에 가장 많이 듣는 질문을 꼽아보라면 아마 이 질문이 세 손가락 안에 꼽힐 것이다. 통증에서 빨리 해방되고 싶은 마음, 일상 복귀에 대한 조급함, 비용에 대한 막연한 두려움 등은 십분 공감이 되지만 치료라는 게 다섯 번만 받으면 낫고 열 번 받으면 다시는 아프지 않게 되는 마법이 아니다 보니 참 어려운 질문이라 할 수 있다.

하지만 생각해보면 모든 치료나 약효는 지속 시간이 정해져 있다. 수술마저도 효과 기대 기간이 정해져 있다. 영구히 지속되는 약효란 없는 것이다. 그렇다면 남은 여생을 평생 병원에 다니면서 살아야 하는 걸까? 치료 효과의 지속 기간에 대해 어떻게 받아들여야 할까.

급성 허리 디스크 수핵탈출증으로 내원한 50대 중반 여성 환자가 있다고 해보자. 극심한 허리 통증과 다리 저림으로 내원하였다. 침 치료, 추나요법, 한약 등을 처방하였지만 치료 초기 사흘까지는 치료 직후 두 시간 이내의 짧은 시간만 통증이 감소하고 다시 증상이 재발하는 상황이었다. 하지만 일주일이 되던 시점에는 네 시간, 2주가 되던 시기에는 치료 후 반나절 이상 통증이 감소하면서 점차 일상으로의 복귀가 가능해졌다. 치료 효과가 단발적이고 일시적이라면 이러한 결과는 어떻게 이해할 수 있었을까?

정답은 치료적 운동을 통한 자세 관리다. 환자에게 치료의 지속 기간 및 한계를 명확히 인지시키고 치료적 운동을 통한 관리의 중요성을 강조했고, 상호간의 협조가 있었기에 이런 극적인 효과가 나타날 수 있었다.

치료 효과의 지속 시간을 늘리고 더 나아가 적극적으로 신체 환경을 개선시킬 수 있는 방법은 운동이다. 가장 적극적이며 효과적인 방법은 운동이다. 인체에는 외부의 위협으로부터 몸을 보호하는 면역력과 더불어 내부의 문제를 해결하는 자가 치유력이 존재한다. 그러므로 모든 치료는 내부에서 자가 치유를 통해 회복할 시간을 벌어주는 것이다. 치료를 통해 벌어둔 귀중한 시간 동안 무엇을 할 것인가. 운동을 통해 나를 아끼고 사랑하는 방법에 대해 배우는 시간을 가져보자.

Q 운동도 많이 하는데 왜 통증이 사라지지 않을까요?
A 운동은 신체 기능의 유지와 발달을 위해 매우 중요한 활동이다. 하지만 적절한 휴식이 동반되지 않는 운동은 단순히 일의 연장선일 뿐이며, 오히려 과로로 이어질 수 있다. 많은 사람들이 운동 후에도 지속되는 통증으로 고통받고 있다. 운동을 많이 하고 충분히 관리한다고 해서 통증이 사라지는 것은 아니다. 적절한 휴식 없이 과도한 운동을 계속하면 오히려 통증이 악화될 수 있다.

운동과 노동은 근본적으로 다르다. 운동은 신체 기능 향상과 건강 유지라는 목적을 가지며, 충분한 휴식을 통해 피로를 회복하고 근육 성장을 촉진한다. 반면, 노동은 일정한 스케줄에 따라 지속적으로 신체를 강요하는 과정이며, 충분한 휴식 없이 지속될 경우 과로와 스트레스를 유발하여 건강을 해칠 수 있다.

운동과 노동의 차이는 충분한 휴식을 제공할 수 있느냐는 데 달려 있다. '힘들 때 한 세트 더', '아플수록 운동'과 같은 잘못된 구호는 몸을 무리하게 하고 오히려 통증을 심화시키는 원인이 될 뿐이다. 과도한 자극을 받고 마모된 관절은 통증을 유발하게 되고, 이렇게 발생한 통증은 하루 이틀 휴식한다고 곧장 사라지지 않는다. 과욕은 오히려 화를 부른다는 속담처럼, 당장의 운동 욕심에 무리하다가 부상으로 인해 본인의 기량과 퍼포먼스까지 잃게 되는 경우를 너무나 많이 목격해왔다. 적절한 휴식은 운동의 필수적인 요소이며, 재활의 과정이다. 휴식을 통해 피로를 회복하고 근육을 성장시키는 것이 건강한 운동의 목적이다.

휴식도 운동의 일종이며, 재활의 과정이다. 부디 휴식의 중요성을 잊지 않기를 바란다. 성인의 경우 하루 7~8시간 정도의 충분한 수면이 필요하다. 수면 부족은 근육 회복을 방해하고 통증을 악화시킬 수 있으며, 면역력 저하를 초래하여 부상 위험을 증가시킬 수 있다. 또한, 스트레스는 근육 긴장과 통증을 악화시킬 수 있으므로 충분한 휴식을 통한 스트레스 관리가 중요하다.

운동과 휴식은 서로 밀접하게 연결되어 있어, 적절한 운동은 건강을 유지하고 신체 기능을 향상시키는 데 도움이 되지만 충분한 휴식 없이 과도한 운동을 지속하면 오히려 건강을 해칠 수 있다. 따라서 자신의 체력 수준과 건강 상태에 맞는 적절한 운동량을 설정하고, 충분한 휴식을 통해 피로를 회복하는 것이 중요하다. 또한, 통증이 지속되는 경우, 무리하지 않고 전문가와 상담하여 적절한 치료를 받아야 한다. 건강한 운동은 지속 가능한 운동이다. 과도한 운동으로 몸을 상하게 하지 말고, 충분한 휴식을 통해 건강과 퍼포먼스를 동시에 향상시키는 노력을 기울이자.

Q 관절 건강 유지에 도움이 되는 보조제가 있을까요?

A 보조제의 효과는 개인별로 차이가 있을 수 있으며, 부작용이 발생할 가능성이 있기 때문에 복용하기 전에 의사나 약사와 상담이 필요하다. 특히 만성 질환을 가지고 있거나 다른 약물을 복용 중인 경우에는 더욱 주의를 기울여야 한다.

안전을 위해 의사나 약사의 처방을 받은 제품을 선택하는 것이 바람직한데, 제품을 선택할 때는 잘 알려진 브랜드의 제품을 선택하고, 성분의 함량과 순도, 그리고 제조 공정을 확인하는 것이 좋다. 온라인으로 구매하는 것보다는 약국이나 병원에서 직접 구매하는 것이 더 안전할 수 있다.

제품의 사용 설명서를 꼼꼼히 읽고 권장되는 복용량을 반드시 준수해야 한다. 과다 복용은 건강에 해로울 수 있으므로 주의해야 한다. 복용 중에 이상 반응이 나타나면 즉시 복용을 중단하고 전문가와 상담해야 한다. 다른 약물과 함께 복용할 경우 약물 간 상호작용이 발생할 수 있으므로 각별한 주의가 필요하다.

보조제를 복용해야 하는 경우에는 필요한 기간 동안만 최소한의 용량으로 복용하는 것이 권장된다. 장기간 복용 시에는 효과가 줄어들거나 부작용이 발생할 위험이 있으므로 주의해야 한다. 일정 기간 복용을 중단한 후에 다시 시작하면 효과가 향상될 수 있다.

보조제만으로는 관절 건강을 유지하기는 어렵다. 균형 잡힌 식단, 규칙적인 운동, 충분한 휴식을 포함한 건강한 생활 습관을 유지하는 것이 매우 중요하다. 보조제의 효과는 개인마다 다르며, 즉각적으로 나타나지 않을 수 있다. 꾸준한 복용과 인내심이 중요하며, 만약 효과가 나타나지 않거나 부작용이 발생한다면 전문가와 상담하여 다른 치료 방법을 모색하는 것이 좋다. 보조제는 건강 관리에 도움이 될 수 있지만 근본적인 치료제는 아니므로 건강한 생활 습관을 유지하고 필요할 때 전문가와 상담하여 적절한 치료를 받는 것이 가장 중요하다.

글루코사민

주요 작용: 관절 연골의 주요 구성 성분으로, 연골 생성을 촉진하고 염증을 줄이는 데 도움이 될 수 있다.

효과: 관절 통증 및 염증 완화, 관절 기능 향상 등

주의 사항: 특정 약물 복용 중이거나 당뇨병, 신장 질환 등이 있는 경우 복용 전에 의사와 상담해야 한다. 임신 중이거나 모유 수유 중인 여성은 복용을 피해야 한다.

콘드로이틴

주요 작용: 연골 기질의 주요 구성 성분이며, 연골의 유지 및 보호에 도움이 될 수 있다.

효과: 관절 통증 및 염증 완화, 관절 기능 향상 등

주의사항: 특정 약물 복용 중이거나 천식, 알레르기 등이 있는 경우 복용 전에 의사와 상담해야 한다. 임신 중이거나 모유

수유 중인 여성은 복용을 피해야 한다.

MSM (식용유황)

주요 작용: 항염증 및 항산화 작용을 통해 관절 통증 및 염증을 줄이는 데 도움이 될 수 있다.

효과: 관절 통증 및 염증 완화, 근육통 완화, 유연성 향상 등

주의사항: 특정 약물 복용 중이거나 천식, 알레르기 등이 있는 경우 복용 전에 의사와 상담해야 한다. 임신 중이거나 모유 수유 중인 여성은 복용을 피해야 한다.

오메가-3 지방산

주요 작용: 항염증 작용을 통해 관절 통증 및 염증을 줄이는 데 도움이 될 수 있다.

효과: 관절 통증 및 염증 완화, 관절 기능 향상, 심혈관 건강 개선 등

주의사항: 특정 약물 복용 중이거나 출혈 장애가 있는 경우 복용 전에 의사와 상담해야 한다. 임신 중이거나 모유 수유 중인 여성은 복용 전에 의사와 상담해야 한다.

콜라겐

주요 작용: 연골, 인대, 피부 등의 주요 구성 요소이며, 관절 건강 유지 및 피부 탄력 향상에 도움이 될 수 있다.

효과: 관절 통증 감소, 관절 기능 향상, 피부 탄력 개선 등

주의사항: 특정 알레르기가 있는 경우 복용 전에 의사와 상담해야 한다. 임신 중이거나 모유 수유 중인 여성은 복용 전에 의사와 상담해야 한다.

Q. 최근 관절에서 '뚝' 소리가 나서 걱정이 되는데, 도가니탕이나 족발을 먹으면 관절 건강에 좋을까요?

A 관절에서 나는 소리는 크게 탄발음과 염발음 두 가지로 구분해볼 수 있다. 탄발음은 관절 내부의 압력 변화나 인대 움직임 때문에 발생하는 소리로 정상적인 관절 상태를 의미한다. '똑' 하는 단발적인 관절음으로 한 번 발생 후 15~20분 정도는 다시 소리를 듣기 어렵다.

염발음은 힘줄이 뼈나 인대가 걸리면서 발생하는 소리인데 통증이 발생하지 않더라도 비정상적인 관절 상태를 가늠하는 지표가 된다. 힘줄이 주변 구조물과 마찰되면서 발생하는 소리이므로 움직일 때마다 소리가 계속 발생한다. 특별한 통

증이 없다면 크게 걱정할 필요는 없다. 하지만 소리와 함께 통증, 부기, 운동 범위 감소 등의 증상이 동반된다면 병원을 방문해보는 것이 좋다.

도가니탕이나 족발에는 콜라겐이 풍부하지만 섭취한다고 해서 관절 연골로 직접 흡수되는 것은 아니다. 콜라겐은 단백질로 분해되어 흡수되므로, 일반적인 단백질 식품과 큰 차이가 없다. 균형 잡힌 식단과 꾸준한 운동이 관절 건강에 더 중요하다.

Part 2

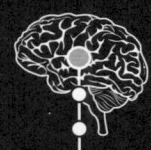

올바른
내 몸 사용법

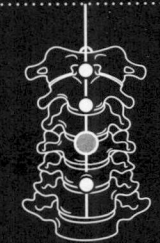

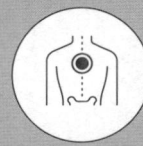
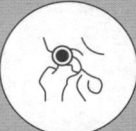

CHAPTER 1

허리

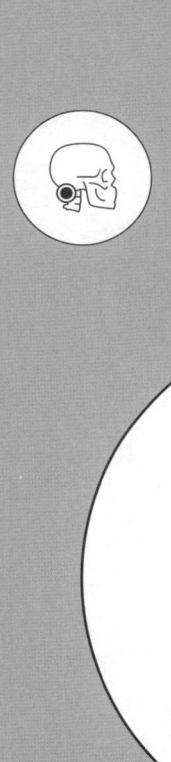
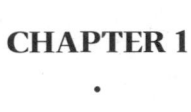
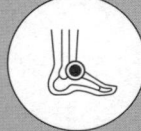
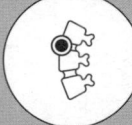
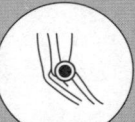
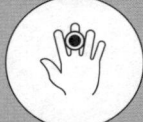
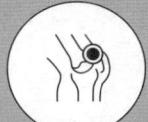
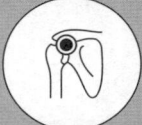

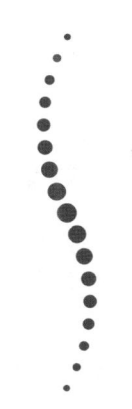

허리는 우리 몸의 중심을 지지하고 균형을 유지하는 역할을 한다. 또한, 척추를 보호하고 내장을 지지하며 다리와 발로 신호를 주고받는 역할을 한다. 허리가 건강하지 않으면 통증, 움직임 제한, 삶의 질 저하 등의 문제가 발생할 수 있다.

허리 뒤쪽에 생기는 통증을 요통이라고 부르는데, 일반적으로 근육, 뼈, 관절의 문제로 발생한다. 급성과 만성이 있으며, 심도와 강도 역시 다양하다. 허리 뒤쪽의 날카로운 통증 또는 시리고 통증이 느껴지거나 허리 움직임이 제한되기도 하고, 다리 통증이 느껴지기도 한다.

당신의 허리 통증, 디스크가 아니다

통증으로 인해 척추 전문 병원을 찾는 환자들은 이학적 검사를 받게 된다. 이러한 검사 결과, 과거에는 주로 30~40대에서 나타나던 퇴행성 변화가 현재는 10~20대에서도 관찰되고 있다. 퇴행성 디스크의 진행은 충격 흡수 능력의 저하로 후관절염, 추간판 탈출증, 협착증, 급성 요추 염좌 등의 다양한 파생 질환들이 발생할 수 있다.

허리 통증이 나타날 때마다 병원에서 시술이나 수술을 받는 것이 최선의 해결책이라고 생각하는 경향이 있지만, 실제로는 그렇지 않을 수 있다. MRI 검사 결과 퇴행성 디스크로 진단되더라도 환자가 실제로 통증을 느끼지 않는 경우도 있다. 나이가 많은 사람들 중 MRI로 퇴행성 변화가 확인되었음에도 불구하고 관련 증상이 나타나는 경우는 소수에 불과하다. 심지어 허리 통증이 없는 건강한 50대 이상 성인을 대상으로 한 MRI 연구에서는 대다수가 디스크 진단을 받았다는 결과도 있다. 이는 디스크나 협착이 심해도 시간이 지남에 따라 몸이 잘 적응하고 통증을 느끼지 못한다는 것을 의미한다.

과거에는 학생이 허리가 아프다고 호소하면 건방진 것으로 여겨졌다. 허리 통증은 주로 노화로 인한 척추 주변 인대나 근육의 약화, 척추뼈의 압박, 척추관 협착증, 관절염 등으로 인해 발생하는 것으로 여겨졌기 때문이다. 나이가 들면서 자연스럽게 발생하는 척추의 변화가 허리 통증의 주된 원인으로 간주되었던 것이다.

하지만 현대인의 생활 방식은 어린 나이부터 책상 앞에서 많은 시간을 보내고, 늦은 시간까지 학원을 다니거나 교대 근무를 하는 등 불규칙한 생활 습관이 허리 통증을 일반적인 건강 문제로 만들었다. 디스크는 허리 통증의 원인 중 하나로 널리 알려져 있지만, 모든 허리 통증이 디스크 때문은 아니다.

허리 통증은 잘못된 자세, 장시간 앉아 있는 생활, 부적절한 운동 방법, 스트레스, 체중 증가 등 다양한 요인으로 인해 발생할 수 있다. 이러한 요인들은 척추와 근육에 부담을 주어 통증을 유발하며, 어린 나이에도 발생할 수 있다.

허리 통증의 원인은 다양하므로, 개인의 생활 습관과 건강 상태를 고려하여 통증의 원인을 찾아내야 한다. 통증의 원인을 정확히 파악하고, 적절한 치료와 예방 조치를 취하는 것, 이는 더 효과적인 치료와 건강한 생활을 위한 첫걸음이 될 수 있다. 이를 통해 장기적인 건강 관리와 삶의 질 향상을 도모할 수 있다.

허리 통증을 일으키는 숱한 원인들

허리 통증을 유발하는 요인은 매우 다양하지만, 가장 흔한 원인은 잘못된 자세나 습관으로 인한 과도한 부하이다. 장시간 앉아 있거나, 구부리거나, 비틀거나, 무거운 물건을 드는 동작을 반복하면 허리에 압력이 쌓이고 관절이 마모되며, 근육이 뭉치고 신경이 압박되어 질환을 유발할 수 있다. 비만, 운동 부족, 스트레스, 흡연, 나이 등도 허리 건강에 영향을 줄 수 있는 요인이다.

흔히 '삐끗했다'고 표현하는 급성기 통증인 근육 또는 인대의 염좌는 잘못된 자세나 급격한 자세 변경, 무거운 물건을 들거나 넘어짐으로 인해 발생할 수 있다. 이러한 급성 염좌는 적절한 치료를 통해 긍정적인 경과를 기대할 수 있다.

반면, 잘못된 자세나 습관이 지속되어 근육이나 인대가 약화되어 발생하는 만성 요통은 척추 측만증과 같은 질환으로 이어질 수 있으며, 이는 불편감이 적고 일상생활에 큰 지장이 없어 병원을 찾는 시점에 이미 만성화된 경우가 많다.

척추 전방 전위증, 척추 분리증과 같은 척추의 구조적인 변화나 협착증, 후관절염, 압박 골절 또한 허리 통증을 유발하는 질환들이다. 드물게 신장이나 자궁 문제로 인한 연관통이 허리 통증의 원인이 될 수도 있다. 이러한 상태는 허리의 안정성 저하를 동반하기 때문에 운동을 통한 근육과 인대의 강화가 필수적이다. 환자들은 통증과 불편감을 겪으며 수술이나 시술을 고려할 수 있지만 수술은 피부와 근육에 유착 및 위축을 초래할 수 있으므로 신중히 고려되어야 한다.

허리 통증의 원인은 다양하며, 경우에 따라서는 특정 원인 없이 통증이 발생할 수도 있다. 이를 비특이성 만성 요통이라고 하는데 허리 통증이 장기간 지속되거나 심해질 경우에는 병원을 방문해보는 편이 좋다. 정확한 진단과 치료를 위해서는 다양한 의학적 지식과 임상 경험을 가지고 있는 의료 전문가와 상담해야 한다.

요통 대처법

•

허리 통증은 일상생활에서 자주 접하는 문제이며, 그 원인은 매우 다양하다. 통증의 강도와 성격도 다양한데, 급성 요통은 갑작스럽고 심한 통증을 동반하지만 회복이 빠를 수 있다. 반면, 만성 요통이나 척추 측만증과 같은 질환은 즉각적인 통증은 덜하지만, 장기적으로 근육과 관절의 약화 및 퇴행성 손상을 초래할 수 있다. 따라서 통증의 원인과 발생 시기에 따라 적절한 대응 방법이 달라질 필요가 있다.

급성 허리 통증의 경우, 갑작스럽게 발생하며 초기에는 휴식을 권장한다. 통증이 심하거나 필요한 경우 복대를 사용할 수도 있으나, 통증이 줄어들면 가능한 한 빨리 운동을 시작하는 것이 좋다. 수술을 고려하고 있는 환자들 사이에서는 운동의 필요성에 대한 오해가 있을 수 있다. 이를 설명하기 위해 풍선을 예로 들 수 있다. 풍선을 부는 것은 어렵지만, 한번 불어놓은 풍선에서 바람이 빠지는 일은 쉽다. 근육도 마찬가지로 근육량을 늘리기는 어렵지만 빠지는 것은 쉽다. 한번 빠진 근육을 다시 키우는 것은 더 어렵기 때문에 가능한 한 근 손실을 방지하기 위해 가벼운 운동을 실천하는 것이 중요하다.

골절 환자의 경우, 석고 부목을 착용한 부위가 한 달 후에 얇아진 것을 볼 수 있다. 이는 너무 긴 휴식이나 복대를 오래 착용하는 것이 근육 위축을 일으킬 수 있음을 보여준다. 따라서 근육 위축을 방지하기 위해 적절한 운동과 활동이 필요하다.

만성 통증은 3개월 이상 지속되는 통증으로, 주로 근육이나 인대의 약화가 원인이다. 이러한 경우에는 꾸준한 운동과 자세 교정, 생활 습관의 개선이 중요하다. 과거에는 돛단배가 바람의 힘을 이용해 바다를 항해했다. 우리 몸도 마찬가지로, 척추와 관절이 돛과 같고, 근육과 인대가 밧줄과 같다. 근육과 인대가 제대로 기능하지 않으면, 우리는 넘어지거나 부상을 입을 수 있다.

이러한 이유로 만성 통증 환자에게는 근력 운동과 스트레칭을 포함한 다양한 치료적 운동 프로그램이 권장된다. 이는 근육을 강화하고 자세를 조절하는 데 도움이 되며, 통증의 예방과 관리에도 중요하다.

통증은 일시적인 적신호와 같아서, 우리의 일상을 방해하는 통증이 때로는 원망스러울 수 있다. 하지만 이러한 멈춤의 시간을 통해 휴식을 취하고, 자신을 돌아볼 기회를 가질 수 있다. 통증은 염증 반응의 결과물이며 몸이 치료되는 과정에서 나타나는 일종의 경고 사이렌일 뿐이니 통증을 두려워하고 조바심을 내는 것은 도움이 되지 않으며, 오히려 아픈 몸으로 바쁜 일정을 소화하려고 하면 더 큰 어려움을 겪을 수 있다. 통증이 보여주는 적신호는 영원하지 않으므로, 아픈 몸을 위해서라도 너무 서두르지 않는 것이 중요하다.

건강한 허리를 위한 스트레칭과 근력 운동

•

허리는 우리 몸의 중심축으로서 상체와 하체를 연결하는 핵심적인 역할을 한다. 척추, 골반, 고관절 등의 관절과 인대, 근육, 신경 등의 조직으로 연결되어 있으며 이를 통해 우리 몸의 움직임을 만들고 자세를 조절한다. 또한 허리는 내장 기관을 보호하고 혈액 순환을 촉진하며 신체의 다양한 신호를 뇌와 나머지 몸으로 전달한다. 허리 건강이 좋지 않으면 몸 전체의 건강에 부정적인 영향을 미치며, 통증이나 기능 저하와 같은 다양한 문제를 일으킬 수 있다.

스트레칭과 근력 운동은 허리 건강을 유지하고 통증을 예방하는 데 중요한 역할을 한다.

어떤 운동은 허리에 부담을 줄 수 있으므로 주의가 필요하다. 예를 들어, 윗몸 일으키기, 누워서 다리를 드는 운동, 허리를 과도하게 숙이거나 비틀어 스트레칭하는 동작은 허리에 부담을 줄 수 있다. 이러한 운동은 허리 통증이 있는 경우, 디스크 손상이 의심되거나 과거 요통 경험이 있는 사람들에게는 권장되지 않는다. 반면, 허리 회전 스트레칭, 햄스트링 스트레칭, 브릿지 운동, 사냥개 운동과 같은 동작은 허리 근육을 강화하고 유연성을 향상시키는 데 도움이 된다. 허리 건강을 위해서는 이러한 적절한 운동과 스트레칭을 꾸준히 실천하는 것이 중요하다.

허리 회전 스트레칭
누운 자세에서 다리를 펴고 팔을 양옆으로 벌린다. 오른쪽 다리를 들고 왼쪽을 향해 넘긴다. 이때 고개는 반대쪽으로 돌리는 동작으로, 허리와 골반의 유연성을 향상시키고 좌우로의 회전 능력을 개선한다. 양 쪽에 15초씩 10회, 3세트 반복하여 수행한다.

햄스트링 스트레칭
누운 자세에서 한쪽 다리를 들어 올리고 손으로 오금을 잡은 채 무릎을 천천히 펴는 동작으로, 허벅지 뒤쪽의 햄스트링 근육을 늘려주고 허리와 고관절의 긴장을 완화시킨다. 각 다리에 15초씩 10회, 3세트 반복하여 수행한다.

브릿지 운동

누운 자세에서 무릎을 구부리고 발을 바닥에 붙인 채로 손을 엉덩이 옆 바닥에 두고, 엉덩이를 호흡에 맞춰 천천히 들어 올리고 내리는 동작이다. 허리와 엉덩이의 근육을 강화하고 허리의 안정성을 높인다. 이 운동은 10회씩 3세트를 수행한다.

사냥개 운동

네발로 엎드린 자세에서 한쪽 손과 반대쪽 다리를 90도로 들어 올리는 동작으로, 허리가 회전하거나 돌아가지 않도록 주의한다. 이 운동은 허리와 엉덩이, 복근을 강화시키고 속근육의 안정성을 높이는 데 도움이 된다. 10회씩 3세트를 수행한다.

내 몸 틀어지지 않는 습관 - 허리

•

허리 건강을 위해서는 자세뿐만 아니라, 습관과 운동법에도 신경 써야 한다. 허리 건강은 단순히 통증을 없애는 것이 아니라, 우리의 삶의 질을 향상시키는 길이다. 허리 건강을 위해 필요한 것은 복잡하거나 어려운 것이 아니라 일상생활에서 쉽게 실천할 수 있는 것들이다. 허리 건강을 위해 꾸준히 자세와 습관, 운동법을 실천하시기 바란다.

앉아 있을 때는 어떻게 해야 되나요?

앉아 있을 때는 올바른 자세를 유지하는 것이 중요한데, 이를 위해 등받이가 있는 의자에 앉을 때는 허리를 의자에 밀착시키고, 발바닥을 바닥에 단단히 붙이며, 복부에 약간의 힘을 주어 허리를 곧게 펴는 것이 좋다. 이 자세는 허리에 가해지는 부담을 줄이고, 허리를 지탱하는 근육을 활성화시켜준다.

장시간 앉아 있는 것은 허리 건강에 좋지 않으므로 앉아 있는 시간을 줄이는 것도 중요하다. 오랜 시간 앉아 있으면 허리에 압력이 증가하고, 혈액 순환이 저하되며, 근육이 경직되고, 신경이 압박될 수 있기 때문이다. 따라서 한 시간에 한 번씩은 의자에서 일어나 스트레칭을 하는 것이 좋다. 허리에 쌓인 긴장을 풀어주고, 혈액 순환을 개선하며, 통증을 완화하는 데 도움이 된다.

허리의 C커브를 유지하는 방법

허리의 C커브를 유지하기 위해서는 허리 근육을 강화해야 한다. 허리 근육을 강화하기 위해서는 특히 허리 복부 주변의 근육, 즉 허리 복대 근육을 집중적으로 단련해야 한다. 이를 위한 운동은 허리의 안정성을 높이고, 허리 디스크나 허리 협착증과 같은 질환을 예방하는 데도 도움이 된다.

허리에 부담을 주는 자세나 습관은 가능한 한 피해야 한다. 이러한 습관에는 허리를 과도하게 구부리거나, 비틀거나, 젖히는 동작, 장시간 앉아 있는 자세, 무거운 물건을 드는 방법, 그리고 부적절한 스트레칭 방법 등이 포함된다. 이런 자세나 습관은 허리의 C커브를 손상시키고, 허리 관련 질환을 유발할 위험이 있다.

허리의 C커브를 유지하고 강화하는 데 도움이 되는 운동으로는 허리 들어 올리기, 허리 회전 스트레칭, 햄스트링 스트레칭, 신전 운동, 사냥개 운동 등이 있다. 이러한 운동들은 허리 근육을 강화하고, 허리와 골반의 유연성을 향상시키며, 허리의 안정성을 높이고, 허리 통증을 완화하는 데 큰 도움이 된다. 하지만 운동을 할 때는 너무 과도하게 하지 않도록 주의해야 하며, 통증이 있는 부위를 자극하지 않도록 해야 한다. 운동은 천천히 진행하고, 호흡을 조절하며, 통증이 없는 범위에서 실시해야 한다.

장시간 앉아 있는 것을 피하고, 정기적으로 일어나서 허리를 풀어주는 것이 좋다. 장시간 앉아 있을 경우, 허리에 압력이 쌓이고, 혈액 순환이 저하되며, 근육이 뭉치고, 신경이 압박될 수 있다. 따라서 한 시간에 한 번씩은 일어나서 화장실을 가거나 물을 마시면서 간단한 스트레칭을 하는 것이 좋다. 이렇게 하면 허리에 쌓인 긴장을 풀어주고, 혈액 순환을 촉진하며, 통증을 완화할 수 있다.

일부 사람들은 허리에 얇은 베개를 놓기도 하는데, 이것이 반드시 좋은 것만은 아니다. 척추분리증이나 척추 전방전위증이 있는 환자의 경우, 너무 과도한 커브를 만들어 문제를 일으킬 수 있으므로 주의가 필요하다.

무거운 물건을 올바르게 드는 방법

무거운 물건을 들 때는 허리에 가해지는 부담을 최소화하는 올바른 방법을 따라야 한다. 허리에 무리가 가지 않도록 주의하는 것이 중요하다.

1. 무릎을 스쿼트 자세로 구부리기: 무릎을 스쿼트하듯 구부려 상체의 숙임을 최소화한다. 이렇게 하면 허리에 가해지는 압력을 줄일 수 있으며, 허리 디스크의 손상 위험을 감소시킬 수 있다.

2. 물체를 몸에 가깝게 유지하고 복부에 힘주기: 들어 올리는 물체를 몸에 최대한 가깝게 붙이고 복부에 힘을 주어야 한다. 물체가 몸에서 멀어질수록 허리에 가해지는 부담이 커지기 때문이다.

3. 주변 사물을 활용하여 무게 분산하기: 물체의 크기가 크지 않다면, 한 손으로 테이블이나 책상 등 주변 사물을 짚어 무게를 분산할 수 있다. 한 손으로 지지한 후 다른 한 손으로 물건을 들어 올리면 허리에 가해지는 힘이 줄어든다.

4. 물건을 들기 전후로 허리 스트레칭하기: 물건을 들기 전과 후에는 허리 스트레칭을 해주는 것이 좋다. 스트레칭은 근육을 이완시키고, 혈액 순환을 촉진하며, 통증을 완화하는 데 도움이 된다.

이러한 방법들을 통해 무거운 물건을 들 때 허리에 가해지는 부담을 줄이고, 허리 건강을 유지할 수 있다. 무거운 물건을 들 때는 항상 이러한 원칙을 기억하고, 허리에 무리가 가지 않도록 주의해야 한다. 또한, 무거운 물건을 자주 들어야 하는 경우에는 정기적인 허리 강화 운동을 통해 미리 허리 근육을 강화하는 것이 좋다. 운동을 통해 허리의 안정성을 높이고, 장기적으로 허리 건강을 지킬 수 있다.

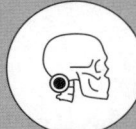
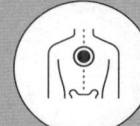
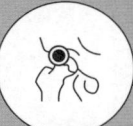

CHAPTER 2

목

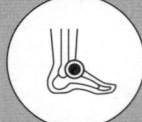
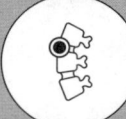
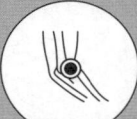
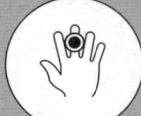
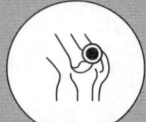
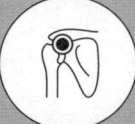

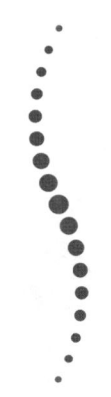

목을 풀어야 만병이 풀린다

사람의 머리 무게는 평균적으로 약 4~5kg이며, 이는 전체 체중의 대략 7~8%에 해당한다. 이처럼 상당한 무게를 지닌 머리를 지탱하는 목 부위는 다른 척추 부위에 비해 상대적으로 작은 크기의 척추뼈와 근육으로 구성되어 있어, 피로와 통증을 쉽게 느낄 수 있는 구조를 가지고 있다. 특히 현대 사회에서 컴퓨터 사용이 일상화되면서, 부적절한 자세로 인한 거북목 증상을 호소하는 사람들이 많아지고 있다. 머리가 앞으로 기울어질수록 목에 가해지는 부담이 증가하며, 머리 위치가 15도 내려갈 때마다 목이 지탱해야 하는 무게는 약 5~6kg

증가하고, 60도까지 기울어지면 목이 약 27kg의 무게를 부담하게 된다.

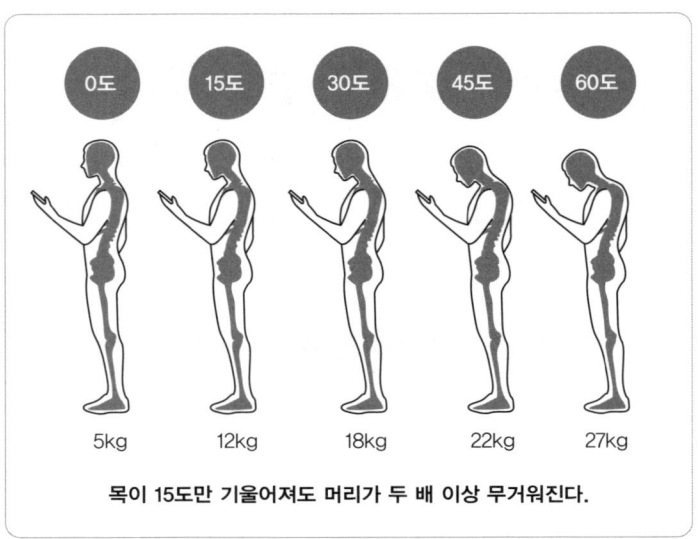

목이 15도만 기울어져도 머리가 두 배 이상 무거워진다.

 이와 같은 자세는 승모근을 비롯한 목 주변 근육에 지속적인 긴장을 유발하며, 이로 인해 만성적인 피로감, 긴장성 두통, 눈의 피로와 건조함 등 다양한 증상을 초래할 수 있다. 최근에는 거북목 증상 완화를 위한 베개와 같은 기성 제품들이 인기를 얻고 있지만, 이러한 제품들이 모든 개인의 체형에 완벽하게 맞춰져 있지 않고, 일상생활 속에서의 바른 자세를 교정해주지 못한다는 한계가 있다. 따라서 이러한 제품들은 근본적인 해결책이라고 보기 어렵다.

목과 턱관절의 문제가 긴장성 두통으로 이어지는 경우도 흔하다. 환자들은 종종 두통이 머리 문제 때문이라고 생각하고 MRI 검사를 받는다. 그러나 실제로는 목이나 턱관절의 과도한 긴장, 자세 불균형 등으로 머리로 가는 신경 및 근막이 긴장되어 두통이 발생하는 경우가 대부분이다. 이러한 통증을 긴장성 두통이라고 하는데 주로 스트레스, 나쁜 자세, 장시간 컴퓨터 사용 등으로 더 악화되므로, 원인에 맞는 접근법이 필요하다.

목 건강을 위해서는 바른 자세를 유지하는 것이 가장 중요하며, 이를 위한 교육과 함께 필요한 근력 강화 및 스트레칭 운동을 적용하는 것이 권장된다. 바른 자세와 운동을 통해 두통의 감소, 시력의 개선, 어지럼증 감소를 비롯해 목 건강과 관련된 다양한 증상들을 개선할 수 있다. 정기적인 운동과 바른 자세의 습관화가 목 건강을 지키는 데 있어 핵심적인 요소다.

목 통증을 일으키는 다양한 원인들

목 통증은 다양한 원인으로 발생할 수 있으며, 이는 목 부위의 혈관, 신경, 기도, 소화기 및 근골격 시스템과 같은 구조에서 기인할 수 있다. 또한, 통증은 목 이외의 다른 신체 부위와도 연관될 수 있다. 목 부위는 특히 민감한데, 이는 목뼈가 다른 척추뼈에 비해 상대적으로 작고, 주변 근육 역시 작기 때문이다. 이러한 구조적 특성으로 인해, 작은 틀어짐이나 부상도 쉽게 변형을 일으키고 통증을 유발할 수 있는 위험이 크다.

목뼈의 변형은 일자목이나 거북목과 같은 형태로 나타날 수 있으며, 이러한 변형이 지속되면 척추가 빠르게 퇴행하게 된다. 이는 결국 디스크 문제나 협착증으로 이어질 수 있으며, 이러한 상태는 심각한 통증과 기능 장애를 초래할 수 있다. 따라서 디스크나 협착증의 치료가 중요하지만, 더 중요한 것은 이러한 문제의 원인을 정확히 파악하고, 원인이 되는 자세 변형을 교정하는 것이다. 올바른 자세를 유지하고, 근육을 강화하며, 필요한 경우 물리치료나 다른 치료 방법을 통해 이러한 문제를 예방하고 관리하는 것이 중요하다.

목 통증을 예방하고 관리하기 위해서는 일상생활에서의 자세를 주의 깊게 관찰하고, 장시간 같은 자세를 유지하는 것을 피하며, 정기적인 스트레칭과 운동을 통해 목 주변 근육을 강화하는 것이 좋다. 또한, 업무 환경을 개선하여 목에 무리가 가지 않도록 하는 것도 중요하다.

턱 때문에 아픈 목

우리 몸은 다양한 관절들이 조화롭게 움직임으로써 유지되는 복잡한 시스템이다. 그중에서도 특히 턱관절은 음식 섭취, 말하기, 표정 표현 등 일상생활의 모든 면에서 필수적인 역할을 맡고 있다. 턱관절은 아래턱뼈(하악골)와 옆머리뼈(측두골) 사이에 위치하며, 좌우 대칭적 구조를 가지고 있어 균형 잡힌

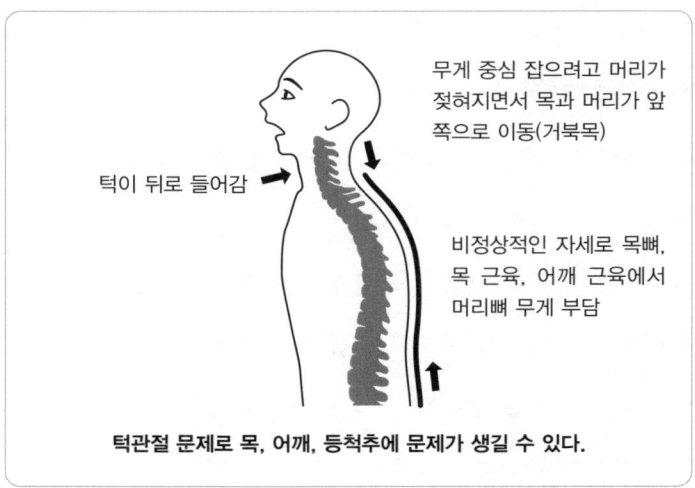

턱관절 문제로 목, 어깨, 등척추에 문제가 생길 수 있다.

움직임을 가능하게 한다. 마치 피아노의 건반처럼, 턱관절은 부드럽고 정교한 움직임을 통해 다양한 기능을 수행한다.

흥미로운 점은 턱관절과 경추가 서로 밀접하게 연결되어 있다는 사실이다. 턱관절은 경추의 바로 아래에 위치하고 있으며, 근육과 인대를 통해 긴밀하게 연결되어 있다. 따라서 턱관절에 문제가 발생하면 경추에도 영향을 미칠 수 있으며, 반대로 경추의 이상이 턱관절 통증을 유발하기도 한다.

안타깝게도 현대 사회에서 턱관절 문제는 점점 더 흔해지고 있다. 이는 잘못된 생활 습관, 스트레스, 외상 등 다양한 요인들이 복합적으로 작용하기 때문이다. 턱을 괴는 행동, 이갈이, 한쪽만 씹어 먹는 등의 나쁜 습관은 턱관절에 과도한 부담을 주고 근육의 긴장을 유발한다. 스트레스 또한 근육 긴장을 유발하고, 턱관절 통증과 만성 두통, 피로감 등의 원인이 될 수 있다. 부정교합, 치과 치료, 호르몬 변화, 관절염 등도 턱관절 문제에 영향을 미칠 수 있다.

따라서 턱관절 건강을 유지하기 위해서는 생활 습관을 개선하고 스트레스를 관리하는 등 관리가 중요하다. 무의식에 턱을 괴고 있지는 않는지, 음식을 먹을 때 한쪽으로만 씹고 있지는 않은지 확인하고 바로잡을 필요가 있다.

건강한 목을 위한
스트레칭과 근력 운동

•

목은 우리 몸에서 매우 중요한 역할을 하는 부위로, 머리를 지지하고 신체의 다른 부분과 연결하는 핵심적인 기능을 수행한다. 목은 머리와 직접 연결되어 있고, 목 주변에는 얼굴, 가슴, 등과 같은 중요한 부위가 인접해 있어, 우리의 외모뿐만 아니라 일상생활에서의 움직임과 자세를 조절하는 데에도 중요한 역할을 한다.

목 주변의 혈관과 림프관은 신체의 영양 공급과 노폐물 제거에 필수적인 역할을 하며, 이는 전체적인 건강 유지에 기여한다. 목 부위의 건강이 좋지 않을 경우, 목 통증은 물론 피부 문제, 근육 긴장, 두통, 심지어는 호흡이나 소화에 영향을 미치는 다양한 기능적 문제를 일으킬 수 있다. 따라서 목의 건강을 유지하는 것은 단순히 통증을 예방하는 것을 넘어서, 전반적인 신체 건강과 삶의 질을 향상시키는 데에도 중요하다고 할 수 있겠다.

목 건강을 위해서는 적절한 자세를 유지하는 것이 중요하며, 장시간 동안 같은 자세로 있지 않도록 주의해야 한다. 정기적인 스트레칭과 근육 강화 운동을 통해 목 주변의 근육을 강화하고, 업무 환경을 개선하여 목에 무리가 가지 않도록 하는 것도 중요한 예방 조치이다.

고개 옆으로 누르기
의자에 앉아 양발은 어깨너비로 벌리고, 양손은 자연스럽게 허벅지에 올려둔다. 허리를 세우고, 시선은 정면을 향한다. 왼쪽 손바닥을 의자와 엉덩이 사이에 넣어 고정시킨다. 오른손을 머리 위로 넘겨 왼쪽 귀 위에 위치한 다음 오른쪽으로 지그시 눌러 15초간 자세를 유지한다. 반대쪽도 같은 방법으로 실시하며 사선으로 45도 숙인 자세로도 똑같이 구부려서 실시해준다.

등 늘리기
편안히 선 자세에서 왼손을 앞으로 뻗는다. 오른팔로 반대쪽 팔꿈치를 감싸도록 위치시킨다. 반대 손으로 팔꿈치를 잡고 조금 더 천천히 팔을 끌어당겨 어깨 근육을 스트레칭한다. 각 측면마다 15~30초 동안 유지한다. 해당 동작을 3회씩 반복한다.

넥 익스텐션
서거나 앉은 자세에서 등을 펴준다. 한 손 끝을 턱 앞에 대고 턱을 뒤로 당겨 유지한다. 10초간 유지한 후 천천히 힘을 빼는 동작을 3회 반복한다.

등척성 밴드 운동
시선은 정면을 보거나 눈을 감은 상태에서 턱을 살짝 당겨준다. 그리고 머리에 긴 수건이나 저항밴드 등을 걸어서 팔로 당겨준다. 이때 방향은 앞뒤 좌우 각각 10초씩 당기면서 목의 모든 방향으로 힘이 가해질 수 있도록 한다.

운동은 건강을 증진시키고 신체의 기능을 향상시키는 데

중요한 역할을 한다. 그러나 모든 운동이 모든 사람에게 적합한 것은 아니며, 특히 목 부위에 대한 운동은 각별한 주의가 필요하다. 목에 과도한 부하나 압력을 가하거나 잘못된 방향으로 사용하는 경우 오히려 해로울 수 있는 운동들이 있다. 머리를 과도하게 앞으로 숙이는 동작이나 과하게 뒤로 젖히는 운동은 목에 부담을 줄 수 있다. 이러한 운동은 특히 목에 통증이 있는 사람, 목 디스크가 손상된 상태인 사람, 또는 과거에 목 통증을 겪었던 사람들에게는 피해야 할 운동이다.

목 건강을 위해서 고개 옆으로 누르기, 등 늘리기, 넥 익스텐션, 등척성 밴드 운동과 같은 적절한 운동과 스트레칭을 꾸준히 실시하면 목의 유연성과 안정성을 향상시키는 데 도움이 된다.

내 몸 틀어지지 않는 습관 — 목

모니터 높이와 위치 조절

적절한 모니터 높이는 목 건강에 중요한 요소이다. 모니터가 너무 낮게 위치하면 자연스럽게 시선을 아래로 향하게 되고, 이는 장기적으로 목의 부담을 증가시켜 거북목과 같은 변형을 유발할 수 있다. 이러한 변형은 목뼈와 주변 근육에 불필요한 압력을 가하고, 통증과 불편함을 초래할 수 있다.

모니터의 이상적인 위치는 의자에 앉았을 때 모니터의 중앙이 시선과 일치하거나 약간 높은 정도이다. 이렇게 하면 목과 머리를 자연스러운 위치에 유지할 수 있으며, 목에 무리를 주지 않고 화면을 볼 수 있다. 듀얼 모니터 설정을 사용하는

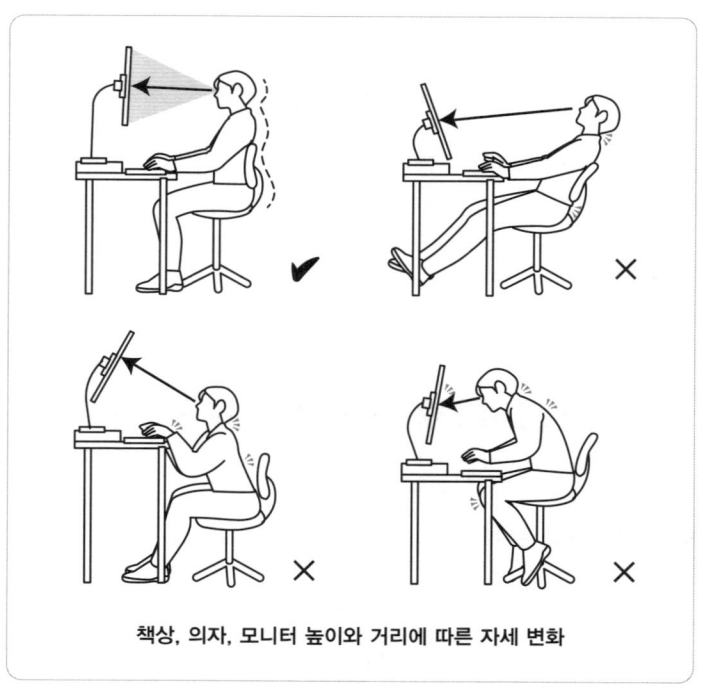

책상, 의자, 모니터 높이와 거리에 따른 자세 변화

경우, 자주 사용하는 모니터를 중앙에 배치하는 것이 좋다. 모니터가 한쪽으로 치우쳐 있으면, 목 근육 중 특히 목빗근(흉쇄유돌근)에 불균형한 긴장을 유발하여 통증을 일으킬 수 있다.

모니터를 너무 멀리 두는 것도 문제가 될 수 있다. 화면을 제대로 보기 위해 목을 앞으로 뻗는 '거북목' 자세를 취하게 만들게 되기 십상이기 때문이다. 이를 방지하기 위해, 의자에 앉은 상태에서 팔을 뻗었을 때 손끝이 모니터에 닿을 수 있는 거리에 모니터를 배치하는 것이 좋다. 또한, 서류 작업을 할 때는 글자 크기를 충분히 크게 설정하여, 화면에 가까이 다가가지 않아도 내용을 쉽게 볼 수 있도록 하는 것이 좋다.

이외에도 모니터의 각도와 높이를 조절할 수 있는 스탠드를 사용하거나, 모니터 높이를 조절하기 위해 책이나 모니터 받침대를 활용하는 것도 좋은 방법이다. 장시간 컴퓨터를 사용하는 동안 목과 눈의 피로를 줄이고, 거북목과 같은 자세 변형을 예방하는 데 도움이 된다.

노트북을 사용할 때는

노트북은 휴대성과 편리함을 제공하지만, 데스크톱 모니터에 비해 상대적으로 화면 크기가 작기 때문에 거북목 자세를 취하기 쉽다는 단점이 있다. 이러한 자세는 장기적으로 목과 어깨에 부담을 주고, 척추 건강에 악영향을 미칠 수 있다.

모니터 받침대를 사용하여 노트북 화면을 눈높이에 맞추면, 화면을 보기 위해 목을 과도하게 숙이거나 뒤로 젖히는 것을 방지할 수 있다. 이때 노트북의 키보드 대신 무선 키보드를 사용하면 노트북을 더 높은 위치에 두고도 편안하게 타이핑할 수 있게 해준다. 이는 손목과 팔의 자연스러운 위치를 유지하는 데 도움이 되며, 목과 어깨의 긴장도 줄일 수 있다.

노트북의 위치를 높이기 위해 책이나 전용 스탠드를 사용할 수도 있다. 이렇게 하면 화면이 시선과 수평을 이루거나 약간 위에 위치하게 되어, 목과 머리를 자연스러운 위치에 유지할 수 있다. 이렇게 하면 목 근육의 긴장을 줄이고, 장시간 작업 시 발생할 수 있는 통증과 불편함을 예방하는 데 도움이 된다. 적절한 액세서리와 자세를 통해 노트북의 휴대성과 편리함을 최대한 활용하면서도 건강을 유지할 수 있다.

책상 높이와 목 건강

선행 연구들은 작업 공간의 인체공학적 설계가 근육의 긴장도와 전반적인 건강에 미치는 영향을 밝혀냈다. 연구에 따르면 바르게 앉아 있을 때, 책상의 높이가 팔꿈치보다 약 3cm 높을 경우 승모근의 긴장도가 가장 낮아지는 것으로 나타났다. 이는 팔과 어깨가 자연스러운 위치에 있을 수 있도록 하여 근육의 긴장을 최소화하는 데 도움이 된다. 반면, 책상의 높이가 팔꿈치보다 6cm 이상 높을 경우, 승모근의 긴장도가 매우 높아지는 것으로 관찰되었으며, 장기적으로 목과 어깨의 통증을 유발할 수 있다.

또 다른 연구에서는 키보드의 위치가 팔꿈치보다 5cm 미만 높이에 있을 때, 목세움근, 상부 승모근, 앞어깨세모근, 중간어깨세모근, 상완이두근의 근활성도가 감소하는 것을 발견했다. 이는 근육의 부담을 줄이고, 더 편안하고 지속 가능한 작업 자세를 유지하는 데 도움이 된다.

이러한 연구 결과를 바탕으로, 팔꿈치를 기준으로 책상의 높이를 5cm 미만으로 설정하는 것이 가장 이상적인 자세를 유지하는 데 도움이 될 것으로 생각된다.

이상적인 책상 높이는 각자 신체 치수와 작업 스타일에 따라 달라질 수 있으므로, 개인별로 적절한 높이를 찾는 것이 중요하다. 책상 높이를 조절할 수 없는 경우, 조절 가능한 의자를 사용하여 팔꿈치와 책상 높이를 조정할 수 있게 한다.

이상적인 의자 높이

이상적인 의자 높이는 앉았을 때 무릎이 90도 각도를 유지하고, 발바닥이 바닥에 완전히 닿도록 하는 것이다. 이는 안정적인 자세를 유지하고, 하체의 혈액 순환을 촉진하는 데 도움이 된다. 2018년 보건복지부의 자료에 따르면, 개인의 키에 0.23을 곱한 수치가 적정 의자 높이로 권장된다. 예를 들어 키가 170cm인 경우, 의자 높이는 대략 39cm가 적당하다. 의자에 앉았을 때 허벅지가 수평을 이루도록 조절하는 것이 중요하며, 이는 무릎과 고관절에 부담을 줄이는 데 도움이 된다.

의자의 높이가 너무 낮으면 고관절이 과도하게 굽혀지고 골반이 후방으로 회전하게 되어 허리 척추에 부담을 줄 수 있다. 반면에 의자의 높이가 너무 높으면 발이 바닥에 제대로 닿지 않아 체중 분산이 불균형하게 되고, 무릎이나 허벅지에 과도한 압력을 가할 수 있다. 이는 하체의 피로와 통증을 유발할 수 있으며, 장시간 앉아 있는 경우에는 더욱 문제가 될 수 있다.

적절한 의자 높이를 찾기 위해서는 의자에 높이를 조절할 수 있는 기능이 있는지 확인하고 필요에 따라 조절해야 한다. 또한, 의자에 앉았을 때 발바닥이 바닥에 완전히 닿지 않는 경우에는 발 받침대를 사용하여 발을 지지하면 체중 분산을 개선하고 하체의 편안함을 증진시킬 수 있다.

의자의 높이와 함께, 의자의 깊이와 등받이 각도도 중요하다. 의자의 깊이는 허벅지의 길이에 맞게 조절되어야 하며, 등받이 각도는 허리를 지지하고 자연스러운 척추 곡선을 유지하는 데 도움을 준다.

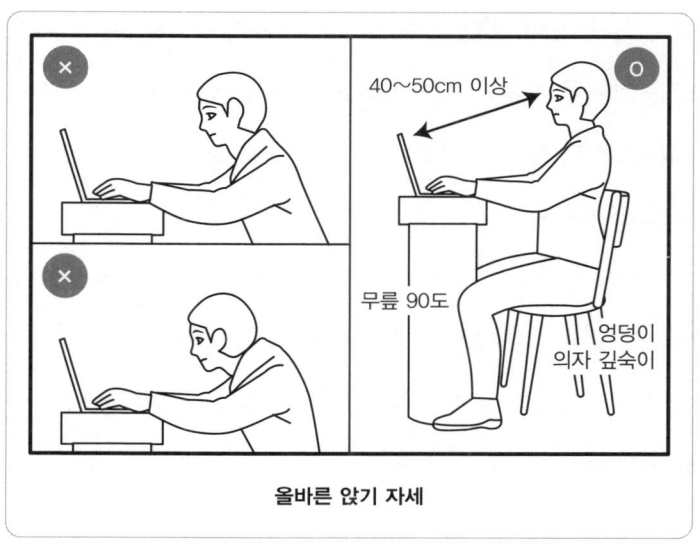

올바른 앉기 자세

머리와 목뼈 건강을 위한 베개 사용법 가이드

베개의 높이와 강도는 숙면과 목 건강에 중요한 요소다. 머리로 베개를 눌렀을 때 약 7cm 정도 들어가는 베개를 사용하는 것이 권장되는데, 이는 머리와 목이 적절한 지지를 받아 자연스러운 정렬을 유지하도록 도와준다.

너무 낮은 베개를 사용하거나, 목만을 지지하는 목베개를 사용하는 경우도 있는데, 목뼈의 커브를 만드는 데 도움이 될 수도 있으나 이 경우에 턱의 위치를 주의 깊게 확인해야 한다. 턱이 너무 앞으로 나오지 않도록 하고, 턱이 적절히 뒤로 당겨져 주변 근육이 이완될 수 있도록 해야 한다. 뒤통수 아래에 얇은 베개를 추가로 배치하는 것도 좋은 방법이 될 수 있다. 이는 머리와 목의 정렬을 개선하고, 근육의 긴장을 완화하는 데 도움이 된다.

베개의 선택은 개인의 수면 습관과 체형에 따라 달라질 수 있으므로, 자신에게 맞는 베개를 찾는 것이 중요하다. 올바른 베개를 사용하면 수면의 질을 향상시키고, 목과 어깨의 통증을 예방할 수 있다. 또한, 수면 중에 목의 자세가 바르게 유지되도록 하여, 장기적인 목 건강을 보호하는 데 기여한다.

수면 중에는 목과 머리가 적절한 지지를 받아야 하는데, 이렇게 하면 근육의 긴장을 줄이고 숙면을 촉진할 수 있다. 베개의 높이와 강도를 조절하여 목과 머리가 적절한 지지를 받도록 하는 것이 좋다. 베개의 소재와 높이를 실험해보고 자신에게 가장 편안한 베개를 찾는 것이 중요하다. 또한, 수면 자세에 따라 베개의 위치를 조정할 수도 있다. 예를 들어 옆으로 자는 경우에는 머리와 목이 수평을 이루도록 베개를 조정하는 것이 좋다.

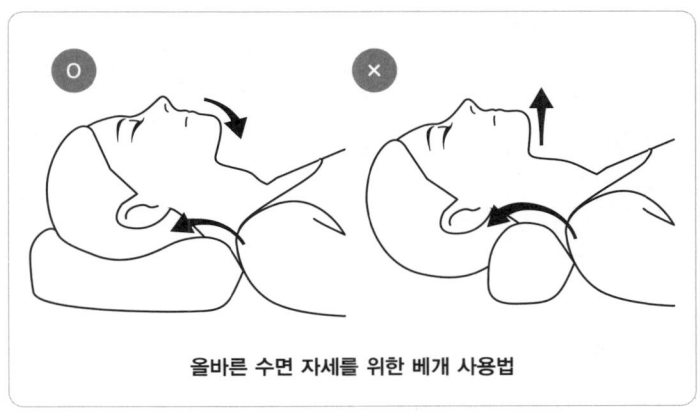

올바른 수면 자세를 위한 베개 사용법

엎드려 자는 자세와 옆으로 누워 자는 자세

엎드려 자는 자세는 목과 척추에 부담을 주는 수면 자세로 알려져 있다. 이 자세에서는 목뼈가 장시간 한 방향으로 회전되어 있어 척추에 무리를 줄 수 있으며, 이는 좌우 근육의 밸런스를 해치고 안압을 높일 위험을 증가시킨다. 많은 사람들이 옆으로 누워서 잠을 자는 것을 선호하지만, 이 자세 역시 목과 척추에 최적의 자세는 아니다. 특히, 바로 누운 자세에서 잠이 들지 않을 때 옆으로 누워 잠을 자게 되는 경우가 있는데, 이때 목이 옆으로 꺾이지 않도록 베개의 높이를 조절해야 한다.

옆으로 누워서 새우잠을 자는 자세는 피하는 것이 좋다. 이 자세에서는 몸이 구부러져 척추의 뒷부분이 늘어난 상태로 유지되는데, 이는 척추에 불필요한 긴장을 가하고 장기적으로 통증이나 기타 문제를 유발할 수 있다. 그러므로 목과 척추

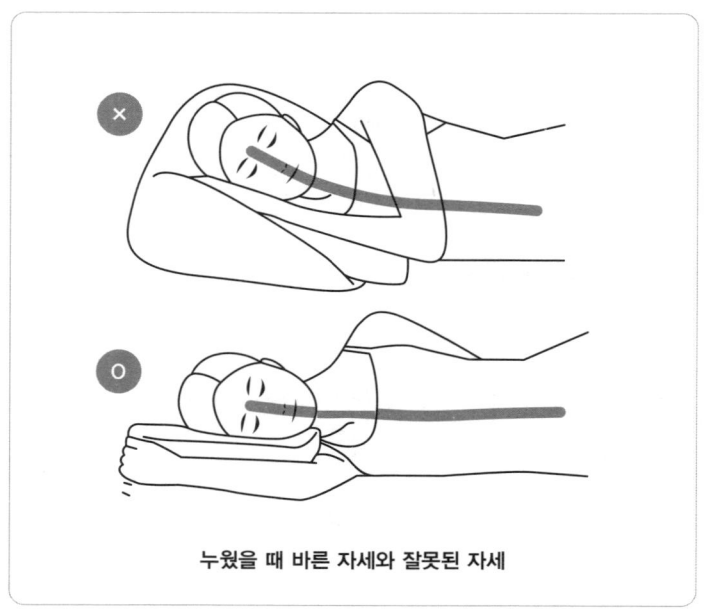

누웠을 때 바른 자세와 잘못된 자세

가 자연스러운 정렬을 유지하는 이상적인 수면 자세를 추구하는 것이 필요하다.

복식호흡과 흉식호흡

인간의 호흡 방식은 매우 다양한데, 그중에서도 특히 두 가지 주요한 호흡법이 자주 언급된다. 첫 번째는 복식호흡으로, 배와 등의 근육을 사용하여 가슴에 무리한 긴장을 주지 않고 호흡하는 방식이다. 이 호흡법은 많은 운동법에서 중요하게 다루어지며, 효과적인 호흡을 통해 신체의 산소 공급을 최적화하고 이완을 촉진하는 데 도움이 된다. 복식호흡은 특히 요가나 명상과 같은 활동에서 강조되는데, 이는 심신의 안정과 스트레스 감소에 기여한다. 복부 근육을 활용하여 깊고 천천히 호흡함으로써 신체의 다른 부분에 긴장이 가지 않도록 하면 전반적인 건강에도 긍정적인 영향을 미친다.

두 번째로 흔히 다루어지는 호흡법은 흉식호흡이다. 이 호흡법은 일상생활에서 자주 무의식적으로 사용되며, 주로 가슴 부위의 근육을 사용하여 호흡한다. 흉식호흡은 호흡을 들이마실 때 목 근육을 포함한 상체의 근육들을 활발하게 사용하게 되는데, 이는 가슴 부위에서부터 목뼈에 이르는 근육들의 긴장도를 증가시킬 수 있다. 이러한 긴장 증가는 목 통증을 비롯한 다양한 불편함을 유발할 수 있으며, 장기적으로는 목과 어깨의 건강에 부정적인 영향을 미칠 수 있다.

따라서 올바른 호흡법을 익히고 실천하는 것 역시 신체적, 정신적 건강을 유지하는 데 중요하다. 복식호흡을 통해 신체의 이완을 촉진하고, 흉식호흡을 통해서는 활발한 활동 시 필요한 산소를 공급받을 수 있다. 각 호흡법의 장단점을 이해하

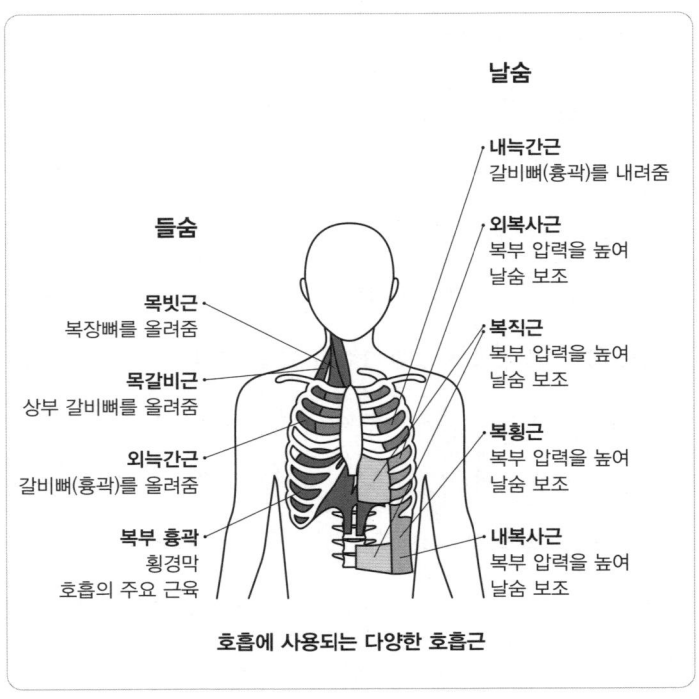

호흡에 사용되는 다양한 호흡근

고 상황에 맞게 적절히 사용함으로써, 호흡의 효율성을 높이고 전반적인 건강을 개선할 수 있다.

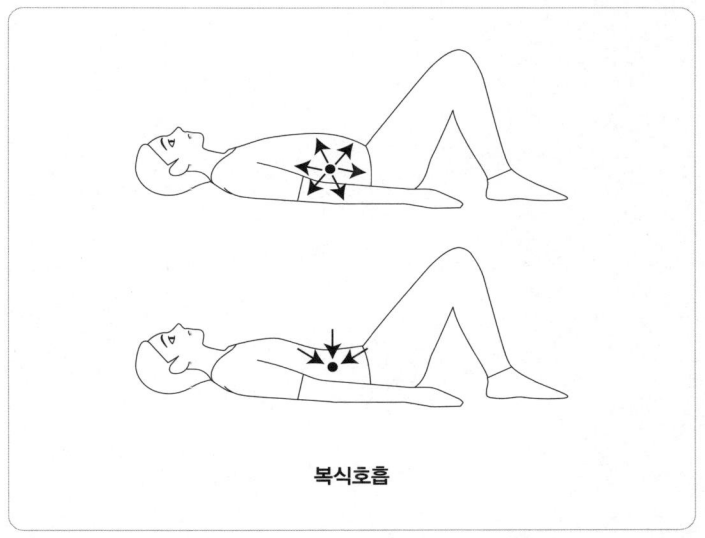

복식호흡

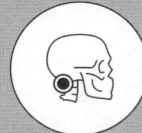 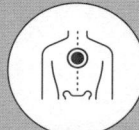 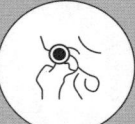

CHAPTER 3

어깨

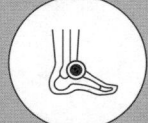 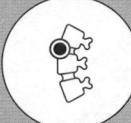 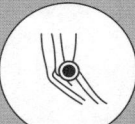

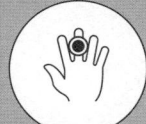 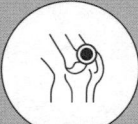 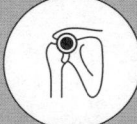

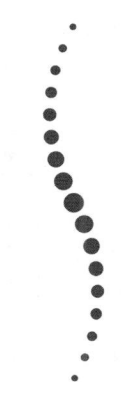

어깨는 날개다

인체의 어깨와 목은 서로 밀접하게 연결되어 있어 때때로 통증이 발생했을 때 그 원인이 목에서 비롯된 것인지, 아니면 어깨에서 비롯된 것인지 구분하기 어려울 수 있다. 간단하게 판단하는 방법으로는 팔을 움직일 때 목 부근, 특히 승모근이 위치한 부위에 통증이 느껴진다면 이는 목 통증일 가능성이 높다. 반면에 어깨삼각근 부위에 통증이 있다면 이는 어깨 통증으로 볼 수 있다. 어깨 관절은 우리 몸에서 가장 넓은 범위의 움직임을 가능하게 하는 관절로, 어깨뼈, 쇄골, 상완골이 결합하여 복잡한 움직임을 수행한다. 이러한 구조 덕분에 우리는 팔을 날개처럼 다양한 방향으로 자유롭게 움직일 수 있다. 어깨 관절의 이러한 독특한 특성은 통증이나 질환을 일으킬 수 있는 약점이 되기도 한다. 다른 관절들에 비해 훨씬 더 많은 움직임을 허용하는 어깨 관절은 과도한 사용이나 잘못된 자세, 반복적인 동작, 그리고 무리한 힘의 사용 등으로 인해 근골격계 질환에 노출될 위험이 커진다. 어깨에서 발생할 수 있는 대표적인 근골격계 질환으로는 석회화건염, 회전근개 손상, 오십견(유착성 관절낭염), 견쇄관절염, 상완이두근건염, 점액낭염, 충돌증후군 등이 있으며, 이 중 오십견과 회전근개 손상은 특히 흔하게 관찰되는 질환이다.

라운드 숄더 - 일자목 - 거북목: 악순환 탈출을 위한 자세 교정 가이드

•

우리의 자세는 일상생활에서 중요한 역할을 한다. 핸드폰을 보는 자세, 책을 읽는 자세, 컴퓨터를 사용하는 자세, 심지어 소파에 앉아 있는 자세까지, 이 모든 것들이 어깨와 목의 건강에 영향을 미친다. 자주 고개를 숙이고 등을 구부리는 습관은 점차적으로 어깨가 내부로 말려 들어가는 '라운드 숄더'라는 상태로 이어질 수 있다. 라운드 숄더는 날개뼈의 위치가 비정상적으로 변하고, 목을 앞으로 빼고 고개를 숙이는 자세로 이어진다. 이는 날개뼈의 움직임이 제한되고, 어깨 통증 및 허리와 등 근육의 긴장도가 높아지는 결과를 초래한다.

어깨뼈는 쇄골 및 상완골과 함께 움직이는데, 날개뼈의 움직임이 제한되면 어깨 관절의 공간이 줄어들고, 팔을 위로 들거나 뒤로 당길 때 회전근개 부상의 위험이 증가한다. 구부정

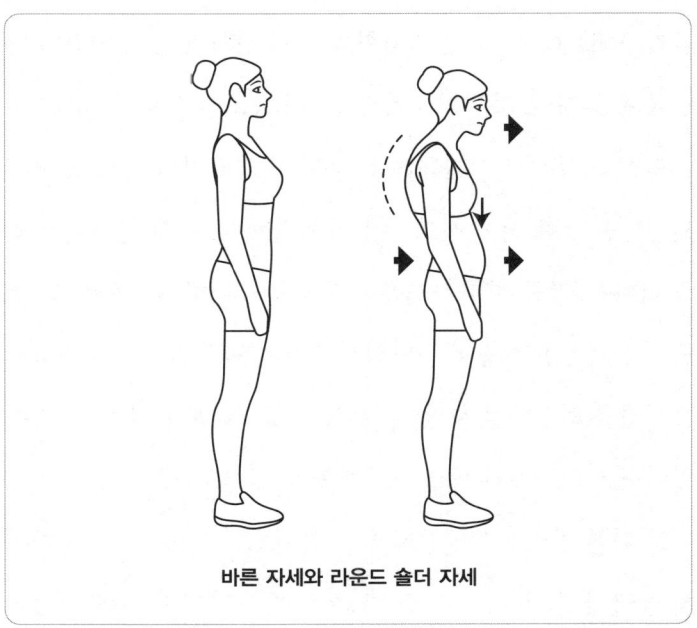

바른 자세와 라운드 숄더 자세

한 자세는 라운드 숄더를 유발하고, 이는 일자목, 거북목으로 이어지며, 목과 어깨의 통증을 유발할 수 있다. 따라서 일상생활에서 나쁜 습관을 고치고 바른 자세를 유지하는 것이 중요하다.

어깨 통증 자가 진단: 오십견 vs 회전근개 손상

어깨에서 흔히 볼 수 있는 근골격계 질환으로는 석회화건염, 회전근개 손상, 오십견(유착성 관절낭염), 견쇄관절염, 상완이두근건염, 점액낭염, 충돌증후군 등이 있다. 이러한 질환들은 초음파, MRI, CT와 같은 다양한 의학적 검사를 통해 정확히 진단할 수 있지만, 일부는 자가 진단법으로도 구분할 수 있다.

특히 오십견과 회전근개 손상은 병원에 가기 전에도 자가 진단법을 통해 어느 정도 구별이 가능하다. 가장 간단한 방법 중 하나는 '열중쉬어' 자세를 취해보는 것이다. 어깨삼각근 부근에서 극심한 통증이 동반되고 자세가 만들어지지 않는다면 오십견을 의심해볼 수 있다. 통증이 있더라도 자세를 취할 수 있다면 회전근개 손상을 생각해볼 수 있다.

또 다른 방법은 '만세' 자세를 취해보는 것이다. 팔이 완전히 올라가지 않고, 팔을 들 때 통증이 동반되며 어깨가 함께

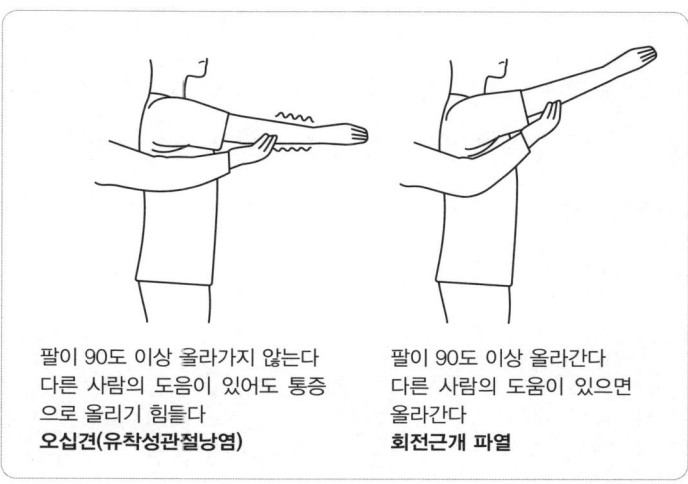

팔이 90도 이상 올라가지 않는다
다른 사람의 도움이 있어도 통증
으로 올리기 힘들다
오십견(유착성관절낭염)

팔이 90도 이상 올라간다
다른 사람의 도움이 있으면
올라간다
회전근개 파열

올라간다면 오십견을 의심할 수 있다. 통증이 있지만 만세 자세가 완성되거나 다른 사람의 도움으로 팔이 올라간다면 회전근개 손상을 의심해볼 수 있다.

이러한 자가 진단법은 초기 단계에서 유용할 수 있지만, 정확한 진단과 치료를 위해서는 전문가의 상담이 필요하다.

건강한 어깨를 위한 스트레칭과 근력 운동

•

어깨의 통증과 근육 긴장을 완화하고 유연성을 증진시키기 위한 스트레칭과 근력 운동 방법은 다양하다. 특히 대흉근과 소흉근을 이완시키고 날개뼈의 유연성을 향상시키는 W 스트레칭과 어깨 관절의 후방부를 스트레칭하는 후방관절낭 스트레칭은 어깨의 통증 완화에 매우 효과적이다. 어깨 근육을 강화하는 다양한 근력 운동은 어깨 통증 감소에 큰 도움이 된다.

W 스트레칭
양팔을 머리 위로 들어 올린 후, 팔꿈치를 굽혀 양손이 어깨 높이에 오도록 한다. 팔꿈치를 굽힌 상태에서 팔을 천천히 아래로 내리고, 팔꿈치가 허리 높이에 도달하면 다시 천천히 팔을 올려 원래 위치로 돌아온다. 이 동작을 15초씩 10회, 3세트 반복한다.

후방관절낭 스트레칭
오른쪽으로 누운 자세에서 아래쪽 팔을 90도 펴준다. 팔꿈치도 90도 구부린 상태에서 왼손으로 팔꿈치를 바닥 쪽으로 눌러준다. 통증없이 가벼운 긴장감만 느껴질 정도의 강도로 15초간 진행한다. 해당 운동을 10회씩 3세트 반복한다.

외회전 운동
앉은 자세에서 팔꿈치를 옆구리에 붙이고 90도로 굽힌 후, 손바닥이 하늘을 향하게 한다. 양팔을 몸 바깥쪽으로 돌리면서 팔꿈치가 떨어지지 않도록 주의한다. 최대한 돌린 자세에서 10초간 유지한 후, 원래 자세로 돌아온다. 이 운동을 10회 3세트 반복한다.

내회전 운동
운동할 팔꿈치에 수건을 말아 끼우고, 양쪽 팔을 90도로 구부린다. 운동할 손목을 반대쪽 손으로 잡고, 서로 50:50으로 저항하는 힘을 5초간 가한다. 이 운동을 10회씩 3세트 반복한다.

어깨를 강화하거나 재활하는 목적으로 운동을 할 때는 올바른 방향과 부하를 고려해야 한다. 잘못된 방향으로 어깨를 사용하면 과도한 부하나 압력이 가해져 부상을 초래할 수 있다. 어깨에 통증이 있거나 관절이 손상된 경우, 또는 과거에 어깨 통증을 겪었던 사람들은 과도한 운동을 피해야 한다. 그러나 어깨 근육을 강화하고 유연하게 만드는 운동은 많으므로, 꾸준한 운동과 적절한 스트레칭을 통해 어깨를 지속적으로 관리하는 것이 중요하다.

내 몸 틀어지지 않는 습관 — 어깨

바른 자세를 위한 자가 진단

바른 자세를 확인하는 방법은 간단하면서도 매우 중요하다. 서 있을 때 손등이 앞을 향하고 있다면 이는 라운드 숄더, 즉 어깨가 앞으로 말려 들어간 자세를 나타낼 수 있다. 이를 교정하기 위해 상체를 바로 세운 상태에서 어깨를 과도하게 펴는 것이 아니라, 손바닥을 뒤로 최대한 돌려 자연스럽게 어깨에 느껴지는 긴장감을 유지한다. 이때 손은 손바닥이 앞을 향하도록 다시 위치해야 한다. 이 자세가 바로 바른 자세다.

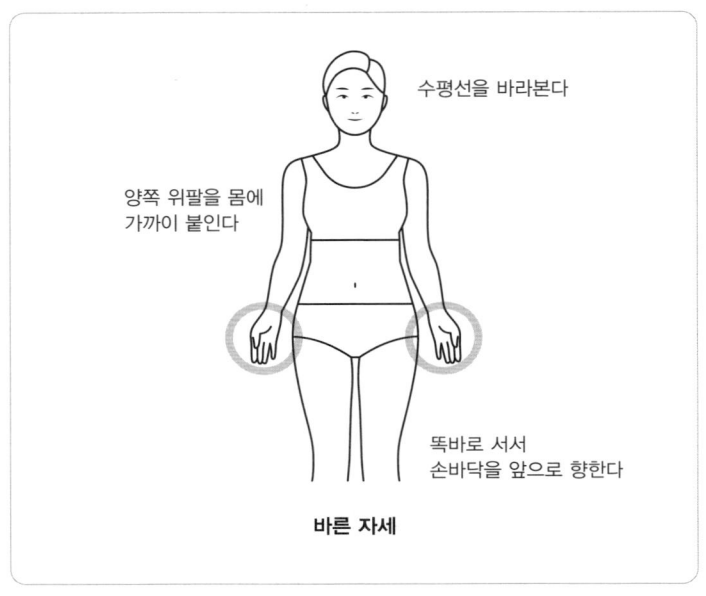

바른 자세

바른 자세를 유지하는 것은 근골격계 건강뿐만 아니라 전반적인 신체 기능에도 긍정적인 영향을 미친다. 어깨와 목 주변의 근육이 적절히 이완되고, 척추가 자연스러운 곡선을 유지할 수 있도록 돕고, 호흡을 개선하고, 집중력과 생산성도 향상시킬 수 있다.

- 거울 앞에서 자신의 자세를 관찰하고, 어깨가 동일한 높이에 있는지, 머리가 척추의 연장선상에 있는지 확인한다.
- 벽에 등을 대고 서서, 뒤통수, 어깨, 엉덩이, 그리고 발뒤꿈치가 모두 벽에 닿도록 선다. 이 자세에서 손바닥을 벽에 가볍게 대보면서 엄지가 앞을 향하도록 조정한다.
- 일상생활에서 자주 자세를 점검하고, 장시간 같은 자세로 있지 않도록 주의한다.
- 정기적인 스트레칭과 근력 운동을 통해 근육의 균형과 유연성을 개선한다.

이러한 습관들은 바른 자세를 유지하는 데 도움이 되며, 장기적으로는 신체 구조와 전반적인 건강을 증진시키는 데 기여할 수 있다. 바른 자세는 단순히 외적인 모습뿐만 아니라 내적인 건강에도 중요한 요소이다. 일상에서의 작은 변화가 큰 차이를 만들어낼 수 있다!

어깨 통증 완화를 위한 숙면법

어깨 통증이 있을 때는 잠자는 자세에 특별히 주의를 기울여야 한다. 옆으로 누워서 자는 것을 일반적으로 편안하게 느낄 수 있지만, 어깨 관절에 통증이 있는 경우에는 해당 부위에 부담을 줄 수 있으므로 통증이 있는 쪽으로 눕는 것은 피하는 것이 좋다. 어깨 통증을 완화하는 데 도움이 되는 가장 좋은 자세는 등을 바닥에 대고 바로 누워 자는 것이다. 이 자세는 어깨와 척추에 가해지는 압력을 분산시켜 부담을 줄이며, 척추를 자연스러운 정렬 상태로 유지하는 데 도움을 준다.

잠을 잘 때, 머리 아래에 적당한 높이의 베개를 놓는 것이 중요하다. 이는 머리와 목을 적절히 지지하여 척추의 정렬을

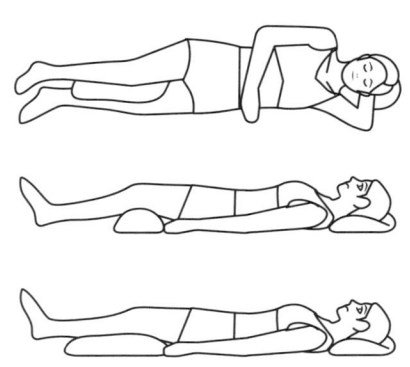

베개로 보정한 수면 자세
옆으로 자기 : 두 다리를 약간 가슴으로 당기고 다리 사이에 베개를 끼우고, 어깨너비의 베개를 목에 받친다(위)
똑바로 자기 : 무릎 밑에 베개나 접은 수건을 끼우고, 넓은 베개를 목 밑까지 받친다(중간, 아래)

돕고, 편안한 수면을 촉진한다. 또한, 무릎 사이에 작은 베개를 끼우면 골반과 하체의 정렬을 도와 척추에 가해지는 부담을 더욱 줄일 수 있다.

- 등을 바닥에 대고 누웠을 때, 통증이 있는 어깨 아래에 수건을 넓게 접어두어 추가적인 지지를 제공한다.
- 등을 바닥에 대고 누웠을 때, 무릎 아래에 작은 베개나 롤러를 끼워넣어 전체적인 척추의 이완을 돕는다.
- 잠자기 전에 어깨와 목 주변의 스트레칭을 해주어 근육을 이완시키고, 편안한 수면을 준비한다.

이러한 습관들은 어깨 통증을 완화하고, 수면의 질을 향상시키며, 장기적으로 근골격계 건강을 유지하는 데 도움이 된다. 바른 수면 자세는 단순히 편안함을 넘어서 전반적인 건강 관리에 중요한 역할을 하므로, 적절한 자세를 찾고 유지하자.

팔짱끼는 버릇, 라운드 숄더와 어깨 통증의 악순환을 부른다!

팔짱을 끼는 자세는 일상에서 자주 취하게 되는 행동 중 하나이지만, 이 자세가 장기간 지속될 경우 어깨와 척추의 건강에 부정적인 영향을 미칠 수 있다. 팔짱을 끼면 대흉근이 과도하게 단축되고, 반대로 회전근개와 능형근과 같은 어깨 뒤쪽 근육들은 과도하게 이완된다. 이러한 근육의 불균형은 어깨의 긴장과 통증을 유발하며, 장기적으로는 '전방 머리 자세'로 알려진 부적절한 자세를 초래할 수 있다. 전방 머리 자세는 머리가 몸보다 앞으로 나오는 자세로, 척추의 자연스러운 곡선을 변형시키고, 목과 어깨에 부담을 주어 통증과 불편함을 야기한다.

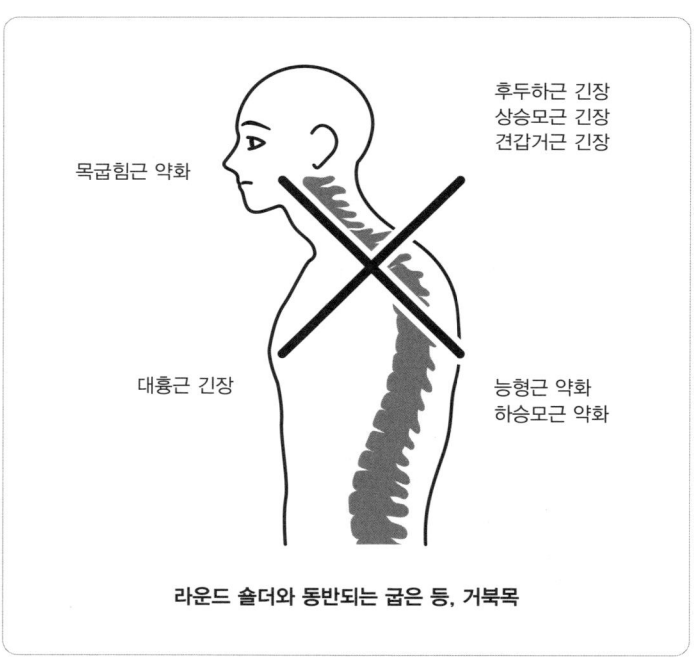

라운드 숄더와 동반되는 굽은 등, 거북목

팔짱을 끼는 자세의 장기적인 영향

- 대흉근의 단축: 대흉근이 지속적으로 단축되면 가슴 부위의 근육이 타이트해지고, 호흡에 영향을 줄 수 있다.
- 회전근개와 능형근의 이완: 이 근육들이 과도하게 이완되면 어깨 관절의 안정성이 떨어지고, 부상의 위험이 증가한다.
- 근육 불균형: 근육 균형이 깨지면 어깨와 목 주변의 긴장이 증가하고, 이는 통증과 불편함으로 이어질 수 있다.
- 전방 머리 자세: 머리가 앞으로 나오는 자세는 척추의 올바른 정렬을 방해하고, 목과 어깨에 추가적인 스트레스를 가한다.

팔짱을 끼는 자세는 편안하고 익숙할 수 있지만, 건강한 체형과 자세를 유지하기 위해서는 이러한 습관을 인식하고 필요한 조치를 취해주어야 한다. 팔짱을 끼는 자세를 피하기 위해서는 대흉근과 어깨 앞쪽 근육을 정기적으로 스트레칭하여 근육의 긴장을 완화하여야 한다. 또 어깨 주변 근육 강화 운동을 통해 근육의 균형을 유지하고, 관절의 안정성을 향상시킨다. 일상생활에서 자주 자세를 점검하고, 어깨가 앞으로 나오지 않도록 의식적으로 교정해야 한다. 장시간 같은 자세를 유지하지 않고, 정기적으로 자세를 바꾸어주면 근육에 휴식을 제공할 수 있다.

턱을 괴고 앉는 자세 뿌리 뽑는 법

턱을 괴고 앉아 있는 자세는 편안해 보일 수 있지만, 실제로는 목과 어깨의 건강에 좋지 않은 영향을 미칠 수 있다. 턱을 괴는 행동은 특히 목 앞쪽의 근육을 약화시키고, 이는 어깨와 목 주변의 근육 긴장을 증가시키며 통증을 유발할 수 있다. 이 자세는 어깨를 앞으로 당기는 경향이 있어, 어깨와 목 주변의 근육에 과도한 부담을 주고, 장기적으로는 자세 불균형을 초래할 수 있다.

- 목 근육 약화: 턱을 괴는 자세는 목 앞쪽의 근육을 지속적으로 약화시키며, 이는 목의 지지력 감소로 이어진다.
- 근육 긴장 증가: 약해진 근육은 어깨와 목 주변의 다른 근육들에 더 많은 긴장을 가하게 되어, 통증과 불편함을 유발한다.
- 자세 불균형: 어깨가 앞으로 당겨지는 자세는 척추의 자연스러운 곡선을 방해하고, 장기적으로는 자세 불균형을

초래한다.

턱을 괴고 앉아 있는 자세를 피하기 위해서는 적절한 자세를 신경 써서 유지해야 한다. 어깨를 자연스럽게 뒤로 당기고, 척추를 바르게 유지하는 자세를 취한다. 정기적인 스트레칭과 근력 강화를 통해 목과 어깨 주변의 근육을 이완시키고, 어깨와 목 주변의 근육을 강화하는 운동을 통해 근육의 균형을 유지하며, 강화된 근육으로 자세를 개선할 수 있다.

턱을 괴고 앉아 있는 자세는 잠시 동안은 편안할 수 있으나, 건강한 자세를 유지하기 위해서는 이러한 습관을 인식하고 적절한 조치를 취하는 것이 중요하다. 근육의 균형을 유지하고 올바른 자세를 취함으로써 목과 어깨의 건강을 보호하자.

사무직을 위한 어깨 건강 지킴이: 555 생활법

사무직 종사자들에게 추천하는 어깨 관리법은 근무 중에도 건강을 유지하는 방법이다. 일과 중에는 50분마다 5분간 스트레칭과 5분간의 휴식을 취하는 '555 생활법' 실천을 제안한다. 장시간 한 자세로 앉아 있는 것보다 훨씬 더 건강에 이로운 습관이다. 업무에 몰두하다 보면 시간 가는 줄 모르고 2~3시간이 금방 지나가는 경우가 많지만, 이는 우리 몸에 큰 부담을 줄 수 있다. 따라서 장시간 동안 같은 자세로 있지 않도록 주의하고, 정기적으로 몸을 움직여 근육을 풀어주는 것이 중요하다.

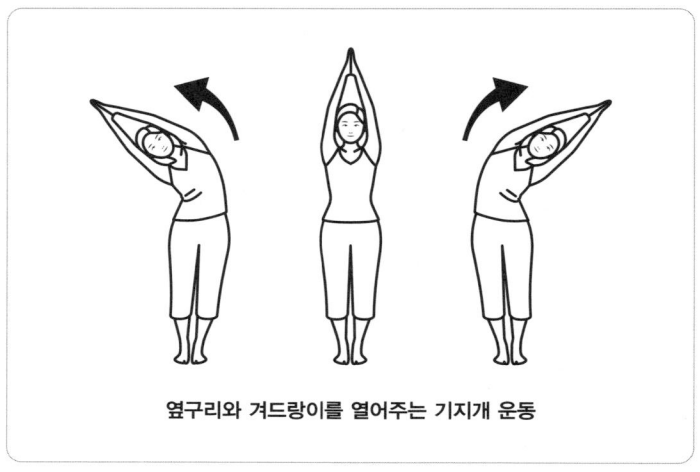

옆구리와 겨드랑이를 열어주는 기지개 운동

- 정기적인 스트레칭: 한 시간마다 간단한 스트레칭을 하여 몸을 풀어준다. 특히 옆구리와 겨드랑이를 열어주는 기지개 운동은 어깨와 등 근육의 긴장을 풀어주는 데 도움이 된다.
- 적절한 작업 환경: 키보드와 마우스, 그리고 문서를 다룰 때는 팔꿈치가 90도를 넘지 않도록 책상에 가까이 위치

하게 한다. 어깨 관절에 가해지는 부담을 줄이는 데 도움이 된다.

- 규칙적인 휴식: 업무 중에도 5분간의 휴식을 취하여 눈의 피로와 몸의 긴장을 해소한다.
- 자세 교정: 바른 자세를 유지하도록 의식적으로 노력하며, 어깨가 앞으로 나오지 않도록 주의한다.
- 근육 강화 운동: 근무 시간 외에 어깨 주변 근육을 강화하는 운동을 꾸준히 실천한다.

이러한 습관들은 사무직 종사자들이 장시간 앉아 있는 동안에도 어깨와 목의 건강을 유지하고, 근골격계 문제를 예방하는 데 도움이 된다. 근무 중에 건강을 챙기는 것은 생산성과 직무 만족도를 높이는 데도 기여한다는 것을 잊지 말자.

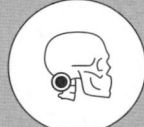
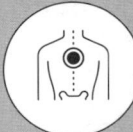
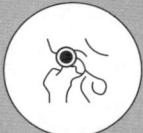

CHAPTER 4

골반 & 고관절

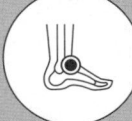
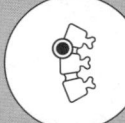
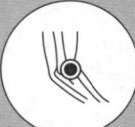
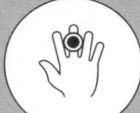
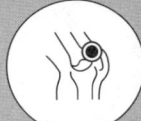
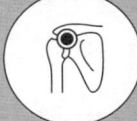

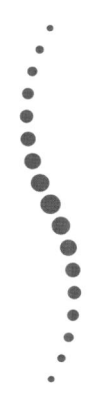

엉덩이는 당신의 자세를 기억하고 있다

엉덩이 근육은 우리 몸의 상체와 척추를 지지하고, 골반의 안정성을 유지하며, 고관절의 움직임을 원활하게 한다. 이 근육들은 또한 자세와 걸음걸이에 중대한 영향을 미치기 때문에, 엉덩이 근육이 약해지면 여러 가지 신체적 문제가 발생할 수 있다. 자세가 구부정해지고, 몸의 균형이 무너져 넘어질 위험이 증가하며, 척추나 관절에 부상이 생길 가능성이 높아진다.

실제로 엉덩이 근육이 약한 환자들은 앉아 있을 때 다리에 저림이나 통증을 호소하는 경우가 많다. 이는 엉덩이 근육이 충분히 발달하지 않아 앉을 때마다 엉덩이 관절 뒷부분이 의자에 눌려 좌골신경에 압박이 가해져 통증이나 저림 증상이 발생하기 때문이다. 노인들의 경우에는 넘어졌을 때 고관절 골절이 발생하는데, 이는 엉덩이 근육량이 적기 때문에 발생하는 문제다. 엉덩이 근육은 단순한 힘의 원천을 넘어서 외부 충격에 대한 완충 역할도 수행하기 때문이다.

그렇다면 엉덩이 근육은 대체 왜 약해지는 것일까? 엉덩이 근육이 약해지는 가장 일반적인 원인은 장시간 동안 사용하지 않는 것이다. 앉아 있을 때 엉덩이 근육들은 활동하지 않고 늘어져 있게 되며, 이 상태가 지속되면 근육은 점차 약해지고, 납작해지며, 처지게 된다. 나이가 들면서 근육의 자연적인 감소가 일어나는 것도 이러한 문제를 가중시킨다. 따라서 나이가 들수록 허벅지와 엉덩이 운동을 꾸준히 하는 습관을 가져야 하며, 이를 통해 고혈당, 고지혈증, 고혈압 등의 건강 문제도 관리할 수 있다.

엉덩이 근육이 충분하지 않으면 골반에도 문제가 발생할 수 있다. 골반의 좌우 불균형이 생기면 허리, 골반, 다리에 통증을 유발할 수 있다. 엉덩이 근육을 강화하기 위해서는 단순히 체중을 늘리는 것이 아니라, 근육을 단련하는 것이 필요하다. 체중이 증가하면 엉덩이가 커질 수는 있지만, 근육이 없으면 탄력이 없고 처지게 된다. 반면에 근육을 강화하면 엉덩이가 탄력적이고 볼륨감이 생기며, 운동으로 만들어진 근육은 혈관과 신경, 그리고 관절을 보호하는 역할을 한다. 또한, 몸의 균형과 자세를 유지하는 데에도 도움이 된다. 그렇기 때문에 엉덩이에는 살이 아니라 운동으로 단련된 근육이 필요한 것이다.

엉덩이 근육의 감소와 골반의 불균형은 건강에 많은 영향을 미친다. 골반 불균형이 있으면 척추의 정렬이 깨지고, 허리나 골반, 다리에 통증이 발생하며, 양반다리가 잘되지 않거나 다리 길이에 차이가 생길 수 있다. 이러한 문제들은 장기적으로 무릎이나 발목과 같은 관절에 퇴행성 변화를 일으킬 수 있다.

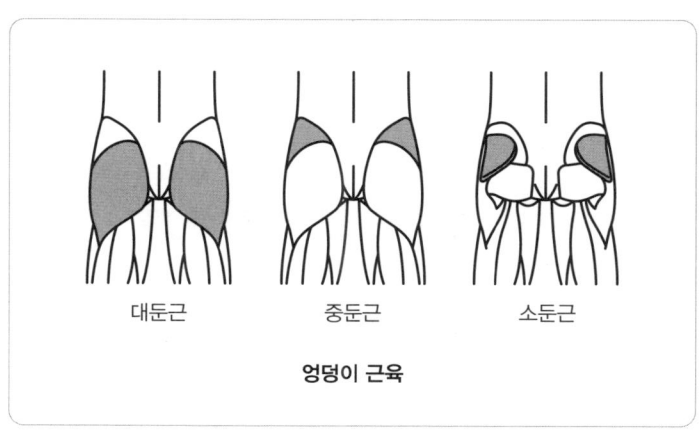

대둔근　　　중둔근　　　소둔근

엉덩이 근육

그러므로 골반의 문제는 선제적으로 꾸준히 관리하는 것이 장기적으로 병원비를 절약하고 건강을 지키는 방법이 될 것이다.

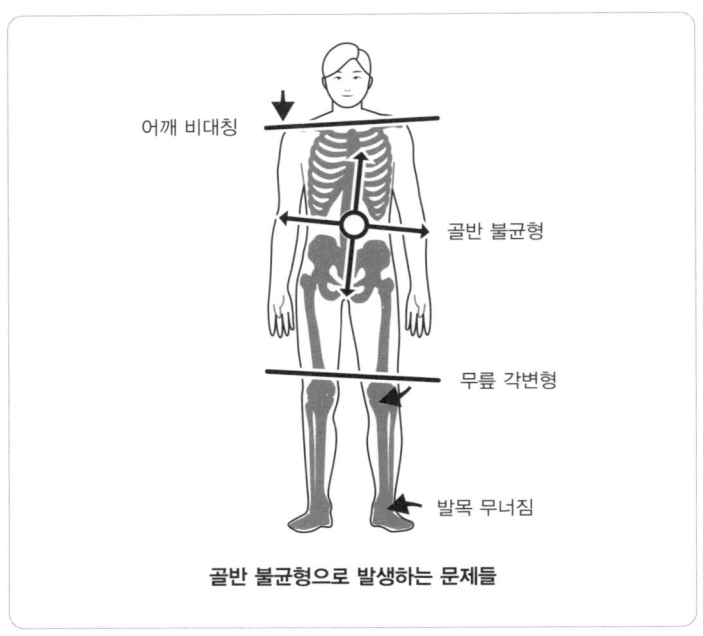

골반 불균형으로 발생하는 문제들

오래 앉아 있으면 병이 온다

　•

골반 통증은 생각보다 많은 사람들이 겪는 일반적인 문제로, 그 원인은 다양하다. 흔히 허리 디스크나 좌골 신경통으로 진단되는 경우가 많지만, 골반 통증의 원인은 이 두 가지에 국한되지 않는다. 골반의 근육과 인대는 골반의 강도와 탄력성을 유지하며, 골반의 위치와 각도를 조절하는 중요한 역할을 한다. 과도한 운동으로 인한 근육과 인대의 긴장, 장시간 운전이나 좌식 생활로 인한 과도한 이완, 출산 이후의 여성에서 나타나는 불균형 등은 골반을 구성하는 천골과 장골의 위치 변화를 초래할 수 있다. 이러한 뼈의 불균형은 골반의 구조와 기능에 영향을 미치며, 골반 통증을 유발하는 천장관절염을 일으킬 수 있다. 천장관절염은 골반 뒷부분의 통증, 뻣뻣함, 움직임 제한 등을 수반한다.

또한, 골반의 불균형은 골반 및 고관절에 통증을 일으키는 다양한 질환의 원인이 될 수 있다. 예를 들어, 고관절의 근육인 이상근에 문제가 발생하여 통증을 유발하는 이상근증후군, 엉덩 관절 사이의 공간이 좁아져 뼈가 서로 부딪혀 통증을 일으키는 고관절 충돌증후군 등이 있다. 일반적으로 고관절 통증 하면 바깥쪽 통증만을 생각하지만, 실제로는 움직임 중에 사타구니 쪽의 서혜인대 부위에 통증이 발생하는 것도 고관절 문제의 일부일 수 있다. 이러한 통증은 고관절의 기능에 영향을 미치며, 일상생활에 불편함을 초래할 수 있다.

골반 통증 관리를 위해서는 골반 주변 근육과 인대의 긴장을 완화하기 위해 정기적인 스트레칭을 실시하고, 골반의 근육과 인대를 강화하고 유연성을 증진시키기 위한 운동을 선택한다. 생활 습관 또한 장시간 앉아 있는 생활 습관을 피하고, 주기적으로 일어나서 몸을 움직여주어야 한다. 골반 통증은 단순히 통증을 넘어서 신체의 다른 부분에도 영향을 미칠 수 있으므로, 적극적인 관리와 예방이 중요하다. 규칙적인 운동과 생활 습관의 개선을 통해 골반의 건강을 유지하고, 통증을 최소화할 수 있다.

골반 손상, 신속한 회복을 위한 재활법

골반은 인체의 중심축 역할을 하며, 척추와 연결되어 상하반신의 움직임을 조절하고, 신경과 혈관을 보호하는 매우 중요한 부위이다. 골반의 손상은 다양한 원인에 의해 발생할 수 있으며, 이러한 손상은 통증, 부종, 보행 장애 등 다양한 문제를 야기할 수 있다. 골반의 재활은 통증과 부종을 감소시키고, 안정성을 회복하며, 보행과 일상생활 능력을 개선하는 것을 목표로 한다. 초기 재활 단계에서는 체중에 의한 압박을 최소화하는 것이 중요하며, 침상에서의 적절한 자세 조절, 보조기구의 사용, 수중 재활 등을 통해 손상 부위에 대한 부담을 줄이고 효과적으로 자극한다.

허리와 골반의 재활 프로토콜은 서로 차이가 있다. 허리의 경우, 코어 근력과 균형 능력을 향상시키는 것이 중요하며, 재활 초기에 점진적인 체중 부하 훈련을 통해 척추를 더 안정적으로 유지하고, 척추의 변형이나 탈출을 방지할 수 있다. 이는 척추의 가동성을 증가시켜 구부리기와 돌리기 운동을 용이하게 하며, 척추관이 약간 확장되어 신경에 가해지는 압박을 감소시킬 수 있다. 반면 골반의 경우, 결합조직의 회복을 우선시하기 때문에, 가급적 체중에 의한 압박을 피함으로써 발생 가능한 합병증을 예방하고 손상된 부위의 치유에 집중한다.

따라서 골반에 손상이 발생했다면, 복대나 체중 부하를 통한 골반에 압박을 가하는 것은 통증을 유발하고 안정성을 감소시키며, 손상된 부위의 회복을 방해할 수 있다. 손상 초기에는 걷기 등의 체중 부하를 피하는 것이 중요하며, 이러한 접근 방식은 합병증 예방과 보행 능력 유지에 도움이 된다. 손상에 대한 회복이 이루어진 후에는 적절한 재활 접근을 통해 체중 부하 운동 및 보행 등을 환자의 상태에 맞추어 개별적으로 시행해야 한다.

급성 손상의 경우 즉각적인 통증 관리와 부종 감소가 필요하며, 만성 손상의 경우에는 장기적인 재활 프로그램과 생활 습관의 개선이 중요하다. 어떤 경우든, 전문가의 정확한 진단과 지속적인 관리가 필요하며, 환자 개개인의 상황에 맞는 맞춤형 치료가 이루어져야 한다.

'뚝' 소리 나는 고관절 한 방에 잡는 방법

고관절에서 뚝뚝 소리가 나는 현상은 고관절의 불안정성이나 과가동성에서 기인할 수 있다. 이러한 문제를 해결하기 위한 한방(韓方) 접근법에는 다양한 운동법과 자세, 생활 습관의 조정이 포함된다. 고관절의 안정화를 위해 장요근 이완, 내전근 강화, 추나요법 등이 권장된다. 만약 염발음과 함께 통증이 동반된다면, 염증의 가능성도 있으므로 적극적인 검사와 치료가 필요하다. 고관절 충돌증후군도 고려해야 할 질환 중 하나이다.

골반과 고관절은 몸의 움직임과 균형을 유지하는 데 중요한 역할을 한다. 골반은 허리와 하지를 연결하며, 척추와 함께 몸의 중심을 지탱하고 자세를 유지한다. 또한, 생식기관과 소화기관을 지지하고 보호하는 역할을 한다. 잘못된 자세나 부정확한 운동 습관은 골반과 고관절에 부담을 주어 통증이나 불안정감, 운동 제한을 초래할 수 있다. 따라서 이들을 적절히 관리하고 강화하는 것은 전체적인 건강과 움직임의 원활함을 유지하는 데 도움이 된다.

이상근 스트레칭
등을 대고 누운 상태에서 양쪽 무릎을 세우고, 한쪽 다리를 접어 반대쪽 무릎 위에 위치시킨다. 양손으로 반대쪽 허벅지 뒤쪽을 잡고 가슴 쪽으로 당겨 15초간 이완시킨다. 이상근을 유연하게 하여 하지 순환을 개선한다. 10회씩 3세트 유지한다.

개구리 스트레칭
네발 자세에서 체중을 뒤로 이동시키며 엉덩이를 발 사이로 내려 15초간 자세를 유지한다. 척추기립근을 늘려 척추 후관절의 압박을 줄이고 고관절의 유연성을 증가시킨다. 10회씩 3세트 유지한다.

사이드 브릿지(2:00)
옆으로 누운 자세에서 팔꿈치를 어깨 밑에 위치시키고, 무릎을 구부린 상태에서 골반을 들어 올려 유지한다. 측면 근육을 강화하여 골반의 안정성을 향상시킨다.

내전근 강화(2:13)
옆으로 누운 자세에서 한쪽 다리를 들어 올려 근육에 자극을 준다. 양쪽 다리를 각각 20회씩 반복하여 골반의 내측 근육을 강화하고 안정성을 향상시킨다.

내 몸 틀어지지 않는 습관 — 골반 & 고관절

자가 진단: 골반 틀어짐 증상

골반이 틀어졌는지를 자가 진단하는 방법은 명확한 의학적 기준이 아니지만, 일상생활에서 느낄 수 있는 몇 가지 신호를 통해 초기 증상을 감지할 수 있다. 다음과 같은 증상들이 나타난다면 골반이 틀어졌을 가능성이 높다.

- 걷는 중 치마가 돌아가는 경우: 골반의 비대칭적 변형으로 인해 한 쪽 다리가 길어 보이거나 짧아 보일 수 있다.
- 짝다리를 짚고 서 있는 것이 편하다: 짝다리는 비대칭적인 자세를 유지하고, 이는 골반의 뼈 구조에 부담을 주고 안정성을 감소시킨다.
- 다리를 꼬지 않으면 불편하다: 틀어진 골반으로 인해 꼬인 자세가 편안하게 느껴질 수 있다.
- 팔자걸음을 걷는다: 틀어진 골반은 자연스럽게 허벅지 안쪽에 영향을 미쳐 팔자걸음처럼 걷게 만들 수 있다.
- 엉덩이가 처졌다 또는 오리궁둥이다: 골반 뒤쪽 근육 약화로 인해 엉덩이가 아래로 처지거나 튀어나올 수 있다.
- 의자에 앉아도 양반다리를 하게 되는 경우: 허벅지가 자

연스럽게 꼬인 자세를 유지하게 되어 양반다리처럼 앉게 된다.

코어 근육의 약화는 몸통의 불안정성을 보완하기 위해 다리를 꼬는 자세를 자주 취하게 만들 수 있다. 이러한 자세는 장기적으로 체형과 순환에 부정적인 영향을 미칠 수 있다. 짝다리 자세는 한쪽 다리에만 체중을 싣는 것으로, 골반의 변형을 유발하고 빠르게 진행시킬 수 있다. 골반에 문제가 생기면 내장과 혈액 순환에 영향을 미쳐 하지 부종이나 하지 정맥류의 원인이 될 수 있다.

- 허리 통증: 틀어진 골반으로 인해 허리 근육에 부담을 줄 수 있다.
- 하체 통증: 골반 불안정성으로 인해 무릎, 발목 등 하체 관절 통증이 발생할 수 있다.
- 피로감: 골반의 문제는 자세 및 몸의 균형을 저하시켜 피로감을 유발할 수 있다.
- 소화 장애: 틀어진 골반은 장 기능에도 영향을 미쳐 소화 장애를 유발할 수 있다.

이러한 문제를 예방하고 교정하기 위해서는 평상시 바른 자세를 유지하는 것이 중요하다. 서 있을 때는 양쪽 다리에 체중을 골고루 분산시키고, 앉아 있을 때는 다리를 꼬지 않고 바른 자세로 앉는 것이 좋다. 또한, 코어 근육을 강화하는 운동을 꾸준히 실천하여 몸통의 안정성을 높이는 것이 중요하다.

골반의 건강은 단순히 신체적인 측면뿐만 아니라, 우리의 일상생활과 품격에도 영향을 미친다. 따라서 엉덩이 근육을 잘 관리하고 바른 자세와 운동을 실천하는 것이 필요하다. 골반의 건강을 위해 정기적인 운동과 스트레칭, 그리고 일상생활에서의 바른 자세 유지가 중요하다. 이를 통해 골반의 불균형을 예방하고, 건강한 신체 구조를 유지할 수 있다.

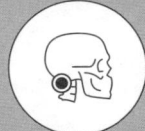
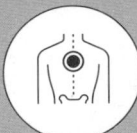
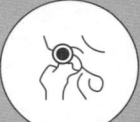

CHAPTER 5

·

무릎

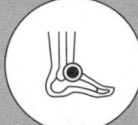
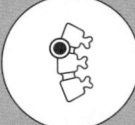
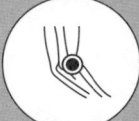

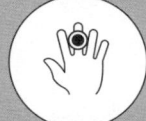
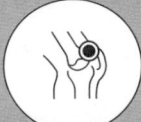
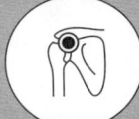

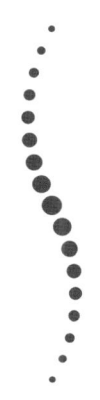

'오다리'와 '엑스다리'

무릎 통증과 변형은 다양한 원인으로 인해 발생할 수 있으며, 이는 개인의 생활 방식, 신체 조건, 환경적 요인 들에 의해 크게 영향을 받는다. 비만이나 부적절한 신발 착용, 잘못된 자세와 습관, 그리고 노화는 무릎 문제를 일으키는 주요 원인 중 일부다. 나이가 들면서 누구나 노화의 영향을 받지만, 무릎의 건강 상태는 사람마다 다를 수 있다. 어떤 이는 건강한 무릎을 유지하는 반면, 다른 이는 무릎 변형으로 인해 걷기 어려움을 겪을 수 있다. 이러한 차이는 종종 나쁜 습관과 운동 부족으로 인한 근육량 감소와 관련이 있을 수 있다.

'오다리'와 '엑스다리'는 무릎 변형의 대표적인 예로, 이러한 상태를 방치하면 미용적으로 불리할 뿐만 아니라 척추와 골반에 문제를 일으키고, 관절염, 인대 및 연골 손상을 포함한 무릎 통증을 유발할 수 있다. 특히 한국에서는 '오다리'가 흔한 현상으로, 이는 무릎 관절 안쪽으로의 체중 부하 증가와 양 무릎 바깥쪽 인대에 힘이 집중되면서 다리가 점점 더 벌어지고, 무릎 내측의 연골과 인대가 퇴행하는 경향을 보인다. 이로 인해 무릎의 하중 분배가 제대로 이루어지지 않아 퇴행성 관절염으로 진행되거나 상태가 악화될 가능성이 있다.

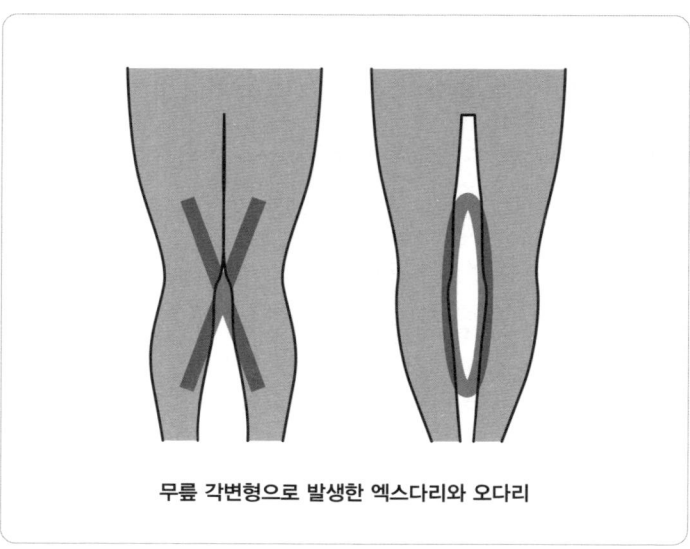

무릎 각변형으로 발생한 엑스다리와 오다리

무릎 변형을 예방하고 관리하기 위해서는 체중 조절, 근력 운동, 생활 습관의 개선이 필요하다. 하지만 가장 먼저 자신의 무릎 상태를 정확히 파악하는 것이 중요하다. 간단한 자가 진단 방법으로, 선 채로 양발을 나란히 붙인 후 동전을 무릎 사이와 발목 사이에 끼워 보는 테스트를 할 수 있다. 일반적으로 양 무릎 사이가 2.6cm 이상 벌어져 있다면 '오다리'로 진단하므로, 지름 2.4cm인 100원짜리 동전보다 무릎이 벌어져 넓게 있다면 오다리를 의심해볼 수 있다. 반면, 무릎 사이는 정상이지만 발목 사이가 동전보다 넓게 벌어져 있다면 '엑스다리'를 의심해볼 수 있다.

무릎 관절염 단계별 증상, 치료, 예방

•

무릎 관절염은 증상의 심각성에 따라 1단계부터 4단계까지 분류된다. 1단계(경도)는 초기 단계로, 관절 주변의 연조직에 약간의 염증이 생기고 무릎 관절의 손상이 경미한 상태이다. 이 단계에서는 통증과 불편함이 가볍고, 대부분의 경우 비수술적 치료로 증상을 관리할 수 있다. 2단계(중등도)는 무릎 관절 내부의 손상이 더욱 진행되며, 통증이 증가하고 일상생활에 불편함을 초래할 수 있다. 이 단계에서는 침 치료나 특정 운동 프로그램을 포함한 비수술적 치료가 도움이 될 수 있다. 3단계(중증)는 무릎 관절의 손상이 상당히 진행되어 통증과 기능 장애가 뚜렷하게 나타난다. 4단계(심각)는 최종 단계로, 무릎 관절의 손상이 매우 심각해져 통증 및 변형이 심하고 기능 제한이 발생한다. 이 단계에서는 보행에 어려움이 심해지며, 종종 인공관절 치환 수술이 필요할 수 있다.

하지만 인공관절에도 수명이 있다. 인공관절의 수명은 일반적으로 15~20년 정도로 알려져 있다. 오늘날 100세 시대를 맞이하여, 수명이 정해져 있는 인공관절 또한 최대한 늦춰야 하지 않을까? 그러기 위해서는 꾸준한 운동과 적절한 관리가 필요하다.

무릎 통증이 있을 때는 선 자세나 걷는 자세에서의 운동이 부담스러울 수 있다. 이와 관련하여 볼프의 법칙이라는 개념이 있다. 이는 독일의 외과의사 율리우스 볼프가 발견한 법칙으로, 뼈는 스트레스와 충격에 의해 변형되며, 지속적인 스트레스에 적응하기 위해 더 단단하고 강해진다는 이론이다. 무릎에 통증이 있고 붓거나 열감이 있다면 안정을 취하는 것이 우선이다. 그러나 그렇지 않은 경우에는 적절한 걷기, 근력 운동 등을 통해 관절에 스트레스를 가하여 골다공증을 예방하고 관절염의 진행을 늦출 수 있다. 무릎 관절염의 관리와 예방은 일상생활에서의 작은 습관과 선택이 큰 차이를 만들 수 있다.

오다리 및 무릎 관절염 완화를 위한 핵심 가이드

·

오다리의 원인은 크게 선천적 요인과 후천적 요인으로 나눌 수 있다. 선천적 요인에는 뇌성마비와 같은 중추신경계 병변이나 비타민D 결핍에 의한 구루병 등이 있다. 이러한 상태는 태어날 때부터 신경 근육계의 문제로 인해 다리가 휘어지는 경우를 말한다. 후천적 요인에는 보행, 서 있기, 앉기, 다리 꼬기, 짝다리 등의 잘못된 습관과 불편한 신발 착용 등이 있으며, 대부분의 오다리는 이러한 후천적 요인에 의해 발생한다.

오다리를 교정하기 위해서는 생활 습관의 개선과 꾸준한 운동이 필요하며, 이는 최소 3개월에서 6개월 동안 지속되어야 한다. 그러나 이 기간이 길어서 교정에 실패하는 경우가 많다. 오다리 개선을 위해서는 무릎 관절에 압박을 가하는 생활 습관을 개선하는 것이 우선이다. 예를 들어, 양반다리는 좋지 않으니 좌식 생활을 피하고, 쪼그려 앉아서 하는 작업도 피해야 한다. 마라톤이나 등산과 같이 무릎에 반복적으로 압박을 가하는 운동도 피하는 것이 좋다. 또한, 무릎에 가해지는 체중을 줄이기 위해 적정 체중을 유지하는 것도 중요하다.

  무릎 관절염의 경우도 비슷하다. 무릎 관절염을 진단받은 환자들은 치료 기간에 대해 자주 물어보는데, 관절염, 특히 무릎 관절염은 매우 긴 치료 기간을 필요로 한다. 때로는 수년에 걸쳐 치료를 받아야 할 수도 있다. 무릎 관절염이 진단되면, 운동 중 무릎에 통증이 느껴지거나 무릎을 아껴야 한다는 생각으로 활동을 줄이고 운동을 멀리하는 경향이 있다. 그러나 이는 잘못된 접근 방식이다. 무릎 관절염 환자에게는 나쁜 습관을 개선하고 규칙적인 운동을 하는 것이 매우 중요하다.

  30세 이상이 되면 근육이 감소하기 시작하는데, 무릎 주변의 근육 감소는 무릎의 안정성을 떨어뜨리고 관절염이 더 빠르게 찾아오는 원인이 된다. 따라서 무릎이 건강할 때 꾸준한 운동을 하고, 무릎 관절염을 진단받은 경우에도 무리가 되지 않는 선에서 근육을 잃지 않도록 노력해야 한다.

오다리와 무릎 관절염의 공통된 원인을 한 문장으로 요약하면 '무릎에 부하가 많이 가해지는 경우'라고 할 수 있다. 일상생활에서 무릎에 부하가 많이 가해지는 경우로는 걷기와 계단 오르내리기가 있다. 계단 오르기는 하나의 운동으로 인식되고 있으며, 짧은 시간에 높은 운동 효과를 볼 수 있어 다이어트와 허벅지 근력 강화에 효과적이다. 그러나 계단을 오를 때는 체중의 2~3배 정도의 부하가 무릎에 가해지고, 내려올 때는 5배 정도의 부하가 가해진다. 따라서 계단을 오를 때는 발 모양을 11자 형태로 하고, 무릎 관절이 안쪽으로 쏠리지 않도록 주의해야 한다. 발바닥의 통증이 없는 경우에는 발바닥의 절반만 디디어 종아리 근육 스트레칭과 함께 허벅지 앞쪽 근육을 동시에 사용할 수 있도록 해야 한다. 상체는 굽히지 않고 세워 걷는 것이 엉덩이와 허리 근육 강화에 도움이 된다. 계단 운동 전에는 충분한 스트레칭을 하고, 자신의 몸 상태에 맞춰 적정 속도로 올라가는 것이 중요하다. 이러한 방법을 통해 무릎의 건강을 유지하고 관절염의 진행을 늦출 수 있다.

건강한 무릎을 위한 스트레칭과 근력 운동

건강한 무릎을 유지하기 위해서는 근력 강화와 유연성 증진이 필요하다. 특히 중요한 근육은 허벅지 앞쪽 근육인 대퇴사두근과 엉덩이 근육이다. 대퇴사두근은 무릎의 안정성을 제공하며, 엉덩이 근육은 하체의 기초를 다져주는 역할을 한다. 엉덩이 근육이 약해지면, 햄스트링이 단축되거나 긴장되어 대퇴사두근의 근력 운동 효율을 떨어뜨리고 무릎에 부담을 줄 수 있다.

스트레칭은 무릎의 유연성을 유지하고 근육의 긴장을 완화하는 데 도움이 된다. 햄스트링과 장경 인대의 스트레칭은 무릎의 건강을 위해 필수적이다. 장경 인대는 무릎을 펴는 데 중요한 역할을 하며, 햄스트링은 무릎과 엉덩이의 움직임에 영향을 준다.

장경인대 스트레칭
벽에 팔꿈치를 대고 몸을 지지한다. 안쪽에 있는 다리를 후방 외측으로 뻗으며 교차시켜 X자 형태가 되게 놓는다. 벽 쪽으로 골반을 밀며, 15초간 자세를 유지하고 이완한다. 10회씩 3세트 반복한다.

햄스트링 스트레칭

누운 자세에서 시작한다. 무릎 뒤로 양손을 깍지 낀 후, 엉덩관절이 90도가 되도록 유지한다. 대퇴사두근을 최대한 수축하여 무릎을 펴고, 이 자세를 15초간 유지한 후 다리를 내린다. 이 운동을 양쪽 10회씩 3세트 반복한다.

벽을 이용한 스쿼트 (Wall squat)

벽에 등과 엉덩이를 대고 서서, 발을 몸 앞에 어깨너비만큼 두고 선다. 등을 벽에 기대며, 무릎에 통증이 없는 정도까지 천천히 앉는다. 엉덩이나 등이 떨어지지 않게 주의하며 무릎이 90도가 되도록 하고, 허벅지에 힘을 주며 3초간 버틴 후 일어난다. 처음 하는 경우 10회씩 3세트로 시작하여 1주일에 각 세트당 5회씩 늘려나간다.

의자에 앉은 상태에서 무릎 펴기

의자에 앉아서 등을 곧게 편 상태에서 왼쪽 무릎을 최대한 펴는 동작을 한다. 이 자세를 15초간 유지한 후 천천히 다리를 접어준다. 오른쪽도 동일하게 진행하며 허리와 등이 굽어지지 않게 자세에 주의한다. 처음 하는 경우 10회씩 3세트로 시작하여 1주일에 각 세트당 5회씩 늘려나간다.

이러한 운동들은 무릎의 건강을 위해 근력을 강화하고, 유연성을 증진시키며, 전신의 균형을 향상시키는 데 도움이 된다. 꾸준히 이러한 운동을 수행함으로써 무릎의 안정성을 높이고, 관절염과 같은 문제를 예방할 수 있다. 무릎 건강을 위한 운동은 일상생활에서도 쉽게 실천할 수 있으며, 장기적으로 무릎의 기능을 유지하는 데 중요한 역할을 한다.

내 몸 틀어지지 않는 습관 — 무릎

•

무릎 건강을 위해서는 올바른 자세가 중요하지만 일상생활에서는 자세에 신경을 쓰지 않고 당장 몸에 편한 자세를 취하곤 하게 되고 만다. 무릎 건강을 위해 반드시 피해야 할 자세가 있다.

쪼그려 앉기

쪼그려 앉는 것은 많은 사람들이 편한 자세로 여기지만, 실제로는 무릎에 부담을 줄 수 있는 자세. 장시간 쪼그려 앉기는 연골 연화증을 유발할 수 있다.

양반다리

무릎 관절에 과도한 압력을 가할 수 있고, 특히 무릎 내측 연골에 지속적으로 자극을 주기 때문에 O자형 다리를 유발하기도 한다. 지속되면 무릎 관절염까지 나타날 수 있으니 주의해야 한다.

짝다리 짚기

　짝다리는 이미 골반 틀어짐과 척추 변형의 원인이 되는 잘못된 자세로 널리 알려져 있다. 하지만 이 자세는 무릎 관절에도 무리가 되는 좋지 못한 습관이다. 짝다리는 한쪽 다리를 펴고 다른 쪽 다리를 구부리고 서 있는 자세로, 편 쪽 다리에 체중이 실리게 된다. 이때 편 무릎에 과도한 신전의 힘이 작용하면서 무릎 앞쪽에서의 통증 및 퇴행을 유발할 수 있다.

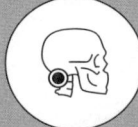 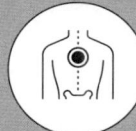 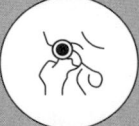

CHAPTER 6

기타 관절 질환

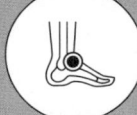 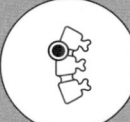 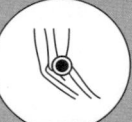

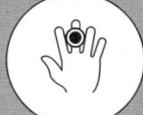 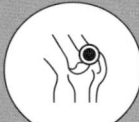 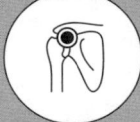

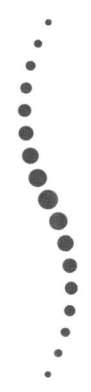

팔꿈치 통증: 테니스 엘보, 골프 엘보

팔꿈치는 우리 몸에서 상당히 중요한 역할을 하는 관절로, 강력한 힘을 발휘하는 위팔과 섬세한 작업을 수행하는 아래팔이 만나는 지점에 위치한다. 이러한 구조적 특성으로 인해 팔꿈치는 단순한 움직임을 넘어서 다양한 기능을 수행한다. 그러나 이러한 복잡한 기능은 다양한 근육이 교차하는 지점에서 여러 가지 문제를 야기할 수 있으며, 이 중에서도 테니스 엘보와 골프 엘보라고 불리는 엘보 질환이 대표적이다.

테니스 엘보는 팔꿈치의 바깥쪽에서 발생하는 염증으로, 주로 손목의 과도한 사용으로 인해 발생하며, 손목을 움직일 때 느껴지는 통증이 특징적인 증상이다. 골프 엘보는 팔꿈치의 안쪽에서 발생하는 염증으로, 테니스 엘보와 유사하게 손목의 과도한 사용이 원인이 된다. 이 두 질환은 통증의 위치는 다르지만 손목 사용으로 인한 질환으로서 비슷한 치료 방향을 가지고 있다.

이러한 질환을 예방하고 치료하기 위해서는 악력 강화 운동과 손목 스트레칭을 통한 가동성 증진이 필요하다. 악력이 약해지면 손목 대신 팔꿈치에 더 많은 힘이 실리게 되어 질환이 발생하거나 악화될 수 있다. 따라서 악력기를 사용한 악력 강화 운동을 통해 손목을 움직이는 근육을 강화하고 팔꿈치에 가해지는 부담을 줄이는 것이 중요하다. 스트레칭은 손목을 구부리는 방향과 뒤로 젖히는 방향에 초점을 맞추어 진행하며, 손가락의 움직임을 함께 추가하면 더욱 효과적이다.

이러한 운동들은 팔꿈치 주변 근육의 균형을 맞추고, 염증을 예방하며, 이미 발생한 엘보 질환의 치료에 도움을 줄 수 있다. 꾸준한 운동과 적절한 스트레칭은 팔꿈치의 건강을 유지하고 일상생활에서의 불편함을 줄이는 데 중요한 역할을 한다. 또한, 이러한 운동은 손목과 팔꿈치의 기능을 향상시키고, 장기적으로는 관련 질환의 발생 위험을 감소시킬 수 있다.

통증 완화와 기능 향상을 위한 완벽 가이드:
스트레칭 & 근력 강화 운동

손목 스트레칭은 근육의 긴장을 완화하고 유연성을 증가시켜 통증을 감소시키는 데 도움이 된다.

손목폄근 스트레칭
왼팔을 앞으로 뻗어 손등이 위를 향하도록 한다. 오른손으로 왼손의 손가락 끝을 잡고 몸 쪽으로 부드럽게 당긴다. 왼팔을 앞으로 밀어주며 신전감을 느낀다. 이 상태를 15초간 유지하며, 관절을 과도하게 압박하지 않도록 주의한다. 이 스트레칭을 10회씩 3세트 반복한다.

손목굽힘근 스트레칭(4:46)
왼팔을 앞으로 뻗어 손바닥이 위를 향하도록 한다. 오른손으로 네 손가락을 잡고 손목을 몸 쪽으로 젖힌다. 손목을 부드럽게 당긴 상태를 15초간 유지한다. 이 스트레칭을 10회씩 3세트 반복한다.

손목 회전 운동
왼쪽 팔꿈치를 90도 구부리고 엄지손가락이 위를 향하게 한다. 손을 바깥쪽으로 최대한 돌려 손바닥이 하늘을 향하도록 최대한 돌린다. 이 상태를 5초간 유지한 후, 손바닥이 바닥을 향하도록 다시 돌린다. 다시 5초간 유지한 후, 오른손도 동일하게 진행한다. 이 동작을 10회씩 3세트 반복한다.

이러한 운동들은 손목 주변의 혈류를 증가시키고, 근육과 인대의 유연성을 향상시키며, 장기적으로 근육 감소를 예방하여 통증을 줄이는 데 도움이 된다. 꾸준한 스트레칭과 강화 운동은 손목의 건강을 유지하고, 일상생활이나 스포츠 활동

중 발생할 수 있는 부상을 예방하는 데 중요하다. 또한 손목의 가동 범위를 넓히고, 근육의 힘을 증가시켜 염증 부위의 회복을 촉진하며, 손목의 안정성을 강화한다. 손목에 통증이나 불편을 느끼는 경우에는 이러한 운동을 정기적으로 실시하는 것이 좋다. 손목의 건강을 위해 일상에서 쉽게 실천할 수 있는 이러한 운동들은 장기적으로 손목의 기능을 유지하고 향상시키는 데 도움을 준다.

손목 과사용: 손목 건초염, 손목 터널 증후군

손과 손목은 우리 몸에서 비록 작은 부분이지만, 일상생활과 직업 활동에 있어서 매우 중요한 역할을 한다. 이들은 다양한 근육들이 지나는 통로이자, 체중을 지탱하는 강력한 기능과 미세한 그림 작업을 수행하는 섬세함을 동시에 가지고 있다. 그러나 이러한 반복적인 활동과 과부하는 손목 터널 증후군과 건초염과 같은 질환을 유발할 수 있는 취약점이 된다.

손목 터널 증후군은 손목의 혈관과 신경이 지나는 손목 터널 내에서 정중 신경이 압박을 받아 발생하는 질환이다. 이 정중 신경은 손가락의 감각과 운동을 담당하는 중요한 신경으로, 압박을 받게 되면 통증, 저림, 감각 이상과 같은 증상이 나타난다.

손목 건초염은 손목의 힘줄에 염증이 생기는 질환으로, 특히 엄지손가락의 힘줄에 자주 발생한다. 엄지는 손의 기능에서 매우 중요한 부분을 차지하며, 손목의 반복적인 사용이나 과도한 부담으로 인해 발생할 수 있다. 이로 인해 통증, 붓기, 움직임의 제한과 같은 증상이 나타날 수 있다.

두 질환 모두 손목의 통증을 유발하지만, 손목 터널 증후군은 주로 신경의 압박으로 인한 저림 증상이 나타나며, 손바닥의 넓은 부위에 영향을 준다. 손목 건초염은 주로 통증이 엄지 쪽에 집중되는 특징이 있다. 이 두 질환은 각각 다른 원인과 증상을 가지고 있지만, 과도한 손목 사용으로 인해 발생한다는 공통점을 가지고 있다. 따라서 회복을 위해서는 손목의 사용을 줄이는 것이 중요하다.

그러나 손을 사용하지 않고는 일상생활을 영위하기 어렵기 때문에, 가능한 한 손목에 부담을 주는 활동을 피하는 것이 좋다. 예를 들어, 걸레를 짜거나 수건을 터는 등의 힘을 많이 요구하는 활동이나, 스포츠 활동 중에 발생할 수 있는 갑작스러운 움직임은 피하는 것이 바람직하다. 재활을 위해서는 손목과 손가락의 스트레칭과 함께 가벼운 근력 운동을 꾸준히 실시하는 것이 도움이 된다. 이러한 운동은 손목의 유연성과 근력을 증진시키고, 장기적으로 손목의 건강을 유지하는 데 중요한 역할을 한다. 손목의 건강을 위해 일상에서 쉽게 실천할 수 있는 이러한 운동들은 장기적으로 손목의 기능을 유지하고 향상시키는 데 도움이 된다.

손가락 스트레칭 & 근력 강화 운동

손가락 스트레칭은 우리 몸의 미세한 근육 조절 능력을 향상시키고, 근육의 긴장을 완화하여 통증을 줄이는 데 매우 효과적이다.

손가락 내재근 스트레칭
왼쪽 팔꿈치를 구부린 상태에서 엄지손가락이 몸 쪽을 향하게 하고 손가락 중간마디관절을 구부려준다. 오른손으로 구부려진 왼쪽 손가락을 잡아준다. 손가락 중수골 관절을 뒤로 부드럽게 젖히면서 15초간 유지한다. 손바닥 안쪽 근육이 늘어나는 것을 느끼면서 10회 반복한다. 스트레칭은 3세트 진행한다.

손가락 쥐기 운동
손목을 뒤로 젖힌 상태에서 팔을 쭉 펴고, 주먹을 강하게 쥐었다가 천천히 펴는 동작을 한다. 이 동작을 10번 반복하고 손목을 구부린 상태로 10번 반복한다. 반대쪽 손도 동일하게 진행하면서, 손의 다양한 근육들을 활성화시킬 수 있다. 이 운동을 3세트 반복한다.

이러한 스트레칭과 강화 운동은 손가락과 손목의 유연성을 증진시키고, 근육의 힘을 키우며, 장기적으로 근육 감소와 관련된 통증을 예방하는 데 도움이 된다. 꾸준한 운동은 손의 기능을 향상시키고, 일상생활이나 직업 활동 중 발생할 수 있는 부상을 예방하는 데 중요한 역할을 한다. 또한, 이러한 운동은 손가락과 손목의 가동 범위를 넓히고, 근육의 힘을 증가시켜 염증 부위의 회복을 촉진하며, 손목의 안정성을 강화한다. 따라서 손가락이나 손목의 통증이나 불편함을 느끼는 경우에는 이러한 운동을 정기적으로 실시하는 것이 좋겠다.

발목: 족저근막염

발목은 우리 몸의 중심을 잡고 다양한 움직임을 가능하게 하는 필수적인 관절이다. 우리가 걷거나 달리거나 뛸 때, 발목은 우리 몸의 무게를 지탱하고 균형을 유지하는 데 중요한 역할을 한다. 이러한 발목의 중요성에도 불구하고, 발목은 과도한 활동이나 부상으로 인해 쉽게 손상될 수 있으며, 이로 인해 족저근막염과 같은 질환에 노출될 위험이 있다.

족저근막염은 발목의 발뒤꿈치 아래 부분에 위치한 족저근막에 염증이 생기는 질환으로, 족저근막이란 발뒤꿈치를 지지하고 발의 아치를 형성하는 데 중요한 역할을 하는 근막이다. 이 질환은 발뒤꿈치에 통증을 일으키며, 특히 아침에 처음 일어날 때나 장시간 서 있을 때 통증이 더욱 심해질 수 있다. 만약 이 염증이 지속되면 족저근막이 약해지고 발의 아치가 무너져, 결국 무릎이나 골반 등 다른 관절에까지 부정적인 영향을 미칠 수 있다.

족저근막염은 여러 가지 원인으로 인해 발생할 수 있다. 발목에 지속적으로 과도한 부담을 주는 활동, 예를 들어 장시간 걷거나 달리거나 뛰는 활동, 또는 장시간 서 있는 직업을 가진 경우가 주요 원인으로 꼽힌다. 또한 발의 아치가 비정상적으로 높거나 낮은 경우, 즉 평발이나 요족과 같은 발의 기형이 있는 경우에도 족저근막염이 발생할 위험이 있다. 그 외에도 발목 주변 근육의 불균형이나 발과 발목에 직접적인 부상을 입거나 과도한 압박을 받는 경우에도 족저근막염이 발생할 수 있다.

족저근막염은 주로 과도한 사용으로 인해 발생하는 질환이다. 따라서 발목을 덜 사용하고 충분한 휴식을 취하는 것이 가장 좋은 예방법이다. 하지만 증상이 심하지 않은 경우, 발의 아치를 지탱해주는 깔창을 신발에 넣어 사용하는 것도 도움이 될 수 있다. 그러나 근본적인 해결을 위해서는 종아리 근육의 스트레칭과 발바닥 근육을 강화하는 운동을 꾸준히 해주어야 한다. 또한 장기적으로 발과 발목에 가해지는 부담을 줄이기 위해 규칙적인 운동과 체중 관리를 병행하는 것이 필요하다.

발은 우리 몸을 지탱하고 이동을 가능하게 하는 중요한 부분이다. 발은 우리 몸의 기둥이자, 직립 보행을 가능하게 하는 기본적인 이동 수단이다. 그럼에도 불구하고, 발은 종종 양말이나 신발에 가려져 관심에서 멀어지곤 한다. 발의 건강은 건강한 삶을 위한 기초이며, 발에 대한 꾸준한 관리는 삶의 질을 향상시키는 데 큰 도움이 된다.

발목 건강을 위한 스트레칭 & 근력 강화 운동

발목과 종아리의 유연성을 증진시키고 강화하는 것은 건강한 발과 발목을 유지하는 데 매우 중요하다. 아래에 제시된 스트레칭과 강화 운동은 발목의 안정성을 향상시키고, 발의 통증을 예방하며, 전반적인 발 건강을 증진시키는 데 도움이 된다.

이러한 스트레칭과 강화 운동을 꾸준히 실천함으로써, 발목과 발의 건강을 지키고, 발목 주변의 근육을 강화하여 발생할 수 있는 부상을 예방할 수 있다. 운동 전후에는 항상 적절한 스트레칭을 통해 근육을 준비시키고, 운동 후에는 이완시켜주는 것이 중요하다.

발목과 발의 건강을 위해서는 적절한 신발 선택과 체중 관리도 중요한 요소다. 체중이 과도하면 발에 가해지는 압력이 증가하여 발목과 발의 관절 및 조직에 무리가 갈 수 있다. 장기적으로 통증이나 관절염 등 문제가 발생할 가능성이 높아진다.

잘 맞는 신발은 발의 구조적 지지를 제공하며, 발목과 발에 가해지는 스트레스를 줄이는 데 도움을 준다. 특히 발의 아치와 발바닥을 지지하는 신발은 걸음걸이와 자세를 개선하여 건강에 긍정적인 영향을 준다. 신발이 너무 크거나 작으면 발을 제대로 지지하지 못하고 불편함을 초래할 수 있으므로, 발가락이 충분히 움직일 수 있는 여유 공간이 있으면서도 뒤꿈치나 발 전체가 안정적으로 고정되는 신발이 이상적이다. 발과 발목에 대한 지속적인 관심을 가지고 관리하자.

종아리 스트레칭

벽에 양손을 대고 한쪽 다리를 뒤로 뻗어 발뒤꿈치가 바닥에 닿도록 한다. 앞쪽 다리를 살짝 구부리면서 뒤쪽 다리의 종아리가 스트레칭 되는 것을 느낀다. 이 자세를 15초간 유지한 후, 반대쪽 다리도 같은 방법으로 스트레칭한다. 각 다리마다 10회씩 3세트 반복하며, 스트레칭 간에는 충분한 휴식을 취해준다.

발등 스트레칭

의자에 앉거나 서서 진행한다. 발가락을 구부린 상태에서 발목을 들어 발가락의 관절 부분이 땅에 닿을 수 있게 한다. 체중을 실어 바닥을 누르면서 5초간은 발 전체를, 다음 5초간은 엄지발가락 쪽을, 마지막 5초간은 새끼발가락 쪽을 누르면서 총 15초간 이 자세를 유지한다. 스트레칭은 처음에는 약하게 시작하고 점차 강도를 늘려가며 진행한다.

수건 당기기 운동

의자에 앉아 발밑에 수건을 펼쳐놓는다. 발가락을 구부려 수건을 잡고, 수건을 당겨 발밑으로 모은다. 이때 뒤꿈치는 바닥에 고정되도록 하여 발이 움직이지 않게 한다. 수건을 당길 때는 천천히 하고, 수건이 접히도록 충분한 힘을 주어 당긴다. 10번씩 당겨 주고 수건을 다시 펴준다. 반대쪽도 동일하게 진행하며 이 운동을 10회씩 3세트 반복하고, 각 세트 사이에는 적절한 휴식을 취한다.

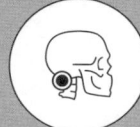 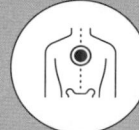 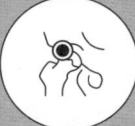

CHAPTER 7

스탠딩 건강법

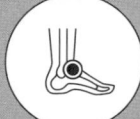 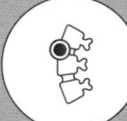 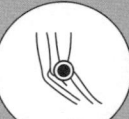

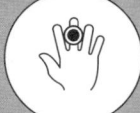 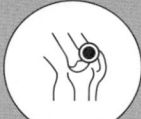 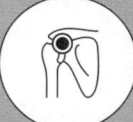

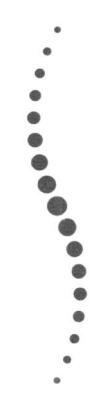

침묵의 살인자, '의자병'

　보건복지부의 최근 발표에 따르면, 한국인들은 하루 평균 약 7.5시간을 앉아서 보내는 것으로 나타났다. 이는 한국인의 평균 수면 시간인 약 6.8시간보다 긴 시간으로, 잠을 자는 시간보다 앉아 있는 시간이 더 많다는 것을 의미한다. 장시간 앉아 있는 생활 방식은 '의자병'이라고 불리는 다양한 건강 문제를 유발할 수 있다. 이러한 문제들은 우리의 일상적인 활동에 큰 영향을 미칠 수 있으며, 심각한 경우에는 생명을 위협할 수도 있다.

　의자병과 관련된 주요 건강 문제들은 여러 가지가 있다.

- 뇌졸중: 뉴캐슬 스포츠 외상 클리닉에 따르면, 90분 동안 앉아 있을 경우 다리의 혈류가 절반으로 감소하고, 혈전 생성 위험이 2배로 증가한다고 한다. 혈전은 혈액이 뭉쳐서 생긴 덩어리로, 이 혈전이 뇌로 이동하게 되면 뇌졸중을 일으킬 수 있다.
- 거북목 증후군: 장시간 앉아서 일하는 자세는 목과 어깨의 근육 긴장을 증가시킨다. 목이 1cm 앞으로 나올 때마다 약 2~3kg의 추가 하중이 목과 어깨에 가해지며, 목 주변의 통증과 함께 목뼈의 변형을 초래할 수 있다.
- 동맥 경화: 미국 샌디에이고 캘리포니아 대학 의과대 심혈관역학과 연구팀에서 평균 연령 65세의 성인 504명을 대상으로 실시한 연구에 따르면, 앉아 있는 시간이 많을수록 심장을 둘러싼 이중막인 심낭에 지방이 축적되어 심장 기능이 저하되고, 심혈관 질환의 위험이 증가한다고 한다.

이 외에도 장시간 앉아 있는 생활 방식은 비만, 전립선 기능 저하, 암 발병률 증가, 하지정맥류, 허리 통증 등 다양한 건강 문제를 유발할 수 있다. 이러한 문제들을 예방하기 위해서는 정기적으로 일어나서 움직이는 습관을 들이는 것이 중요하다.

나 역시 오랜 시간 동안 진료실 책상을 스탠딩 데스크로 변경하여 서서 진료를 보고 있으며, 이로 인해 만성적인 목과 어깨 통증이 사라지는 경험을 했다. 이처럼 작은 생활 습관의 변화가 건강에 큰 영향을 미칠 수 있음을 보여준다. 따라서 장시간 앉아 있는 생활 방식을 개선하고, 건강한 생활 습관을 유지해야 한다.

앉은 자세 vs 선 자세

앉은 자세는 선 자세에 비해 척추와 관절에 상당한 부담을 주는 것으로 알려져 있다. 앉아 있을 때, 특히 허리가 굽혀지면서 척추 디스크에 가해지는 압박이 증가한다. 일반적으로, 앉아 있을 때의 허리에 가해지는 체중 부담은 서 있을 때보다 약 1.5배에서 2배 더 많다. 예를 들어, 서 있을 때 척추에 가해지는 압력을 100으로 가정하면, 앉아 있을 때는 약 140의 압력을 받게 된다. 더욱이, 앉은 상태에서 몸을 앞으로 기울이면 척추관절 사이에는 최대 275의 압력이 가해질 수 있다. 이러한 상태가 지속되면 척추관절의 퇴행성 질환의 진행 속도가 가속화될 수 있다.

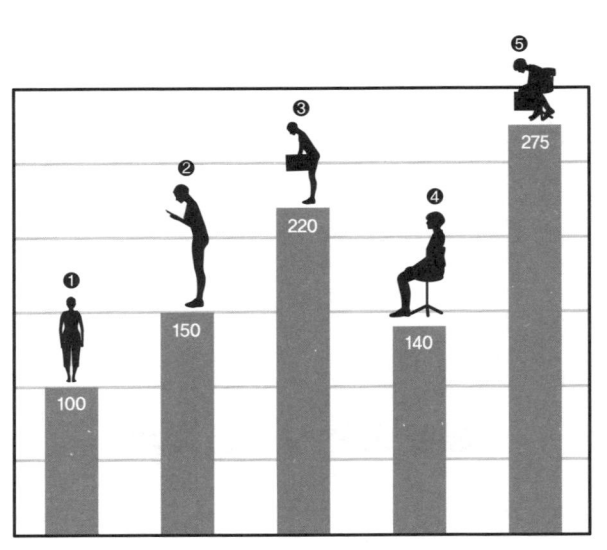

❶ 똑바로 선 자세
❷ 서 있는 자세에서 앞으로 숙인 자세
❸ 서 있는 자세에서 무거운 물건을 들어 올리는 자세
❹ 앉은 자세
❺ 앉은 상태에서 무거운 물건을 들어 올리는 자세

자세 변화에 따른 디스크 압박 변화

반면에, 서 있는 자세에서는 척추가 더 자연스러운 정렬을 유지하게 되며, 근육과 인대가 균형 있게 지지하는 역할을 하게 된다. 이는 척추 디스크와 주변 신경에 가해지는 압박을 줄이고, 척추의 안정성을 유지하여 자세에 따른 통증과 손상의 위험을 감소시킨다. 서서 일하거나 운동하는 것은 이러한 이유로 척추 건강에 긍정적인 영향을 미친다.

영국 체스터대 연구팀에 따르면, 하루에 3시간씩 서서 일하는 것만으로도 약 144칼로리를 소모할 수 있으며, 이는 1년에 약 3.6kg의 체지방을 연소시킬 수 있다고 한다. 서 있는 자세는 앉아 있는 자세에 비해 신체 활동량이 증가하므로, 비만 예방, 성인병 예방, 신진대사 촉진, 혈액 순환 개선 등의 다양한 건강상의 이점을 제공한다.

실제로, 내가 참여한 한 방송 매체의 스탠딩 워크 프로그램에서는 참가자들이 3주간의 스탠딩 워크 참여 후 체중 감소, 허리 사이즈 축소, 중성지방 수치 감소 등의 긍정적인 변화를 경험했다. 예를 들어, 한 참가자의 경우 체중이 약 2kg 감소하고, 허리 사이즈가 약 3인치 줄어들었으며, 중성지방 수치가 280mg/dL에서 162mg/dL로 떨어졌다. 또한, 체열 측정을 통한 혈액 순환 개선과 엑스레이 촬영을 통한 구부정한 체형의 개선 등의 긍정적인 변화도 확인할 수 있었다. 이러한 결과들은 서서 일하는 습관이 건강에 미치는 긍정적인 영향을 잘 보여주고 있다.

서서 일하는 법,
이렇게 하면 효과 2배 UP!

•

서 있는 자세는 앉아 있는 자세에 비해 우리 몸에 덜 부담을 주는 것으로 알려져 있다. 골반과 척추기립근이 더 자연스럽게 정렬되기 때문이다. 그러나 서 있을 때도 바른 자세를 유지하지 않으면, 오히려 건강에 해로울 수 있다. 오랫동안 서 있을 때는 발바닥에 쿠션감이 있는 편안한 신발을 착용하는 것이 중요하며, 쿠션 매트를 사용하는 것도 도움이 된다. 또한, 정적인 서 있는 자세보다는 주기적으로 스트레칭을 해주어 목과 어깨의 긴장을 풀어주고, 등 결림이나 종아리 당김을 완화하는 것이 좋다.

책상 앞에서 서서 일할 때는 책상의 높이가 중요하다. 책상은 어깨와 골반이 일직선이 되도록 설정해야 하며, 팔을 책상에 올렸을 때 손목이 자연스럽게 놓이도록 적절한 높이에 맞추는 것이 좋다. 마우스 사용 시 손목이 아래로 떨어지지 않도록 주의해야 한다.

바른 자세로 서 있는 방법

- 어깨와 골반을 일직선으로 맞춘 후, 복부에 힘을 주고 발끝을 약간 바깥쪽으로 향하게 한다.
- 측면에서 볼 때 몸이 90도 수직을 이루도록 하여, 발목부터 무릎, 엉덩이, 목까지 일직선을 이루게 한다.
- 발뒤꿈치에 체중을 실은 상태에서 턱을 안으로 당기고, 엉덩이를 당겨 올리는 듯한 자세를 유지한다. 이때 괄약근에 약간의 긴장을 주는 것이 좋다.

이 자세를 유지하면 몸이 약간 긴장된 상태로 서 있게 된다. 배를 내밀지 않고 서 있으면 허리에 가해지는 부담이 줄어들고, 복부 근육이 긴장하면서 근력이 강화된다. 반대로 배를 내밀면 척추 전만이 되어 척추에 부담이 가해져 요통이 발생할 수 있으므로 주의가 필요하다.

스탠딩 워크를 시작하는 사람들은 특히 주의해야 할 점이 있다. 움직임 없이 오랜 시간 동안 한 자세로 서 있으면, 앉아 있는 것과 마찬가지로 다리 정맥에 혈액이 쏠리게 되어 심장병 발병 위험을 증가시킬 수 있다는 것이다. 하지 정맥류, 퇴행성 관절염, 척추관 협착증, 저혈압 등의 질환을 가진 분들은 고정된 자세로 오래 서 있을 경우 증상이 악화될 수 있으므로, 스탠딩 워크 시 주의가 필요하다. 또한, 처음에는 하루 2시간 정도로 시작하여 점차 서 있는 시간을 늘려가는 것이 바람직하다.

바르게 서기를 위한 근력 운동 & 스트레칭

　바른 자세로 서 있는 것은 척추와 하체 근육의 근력 및 지구력, 그리고 전반적인 신체 균형에 매우 중요하다. 특히 엉덩이 근육은 척추기립근과 연결되어 있어 척추를 바르게 세우는 데 필수적인 역할을 한다. 엉덩이 근육이 강화될수록 척추 건강에도 긍정적인 영향을 미친다. 마치 큰 나무가 뿌리를 깊고 단단하게 내려야만 견고하게 서 있을 수 있는 것처럼, 스탠딩 워크를 할 때 우리 몸통은 나무의 기둥과 같고, 엉덩이는 그 뿌리와 같은 역할을 한다고 볼 수 있다. 이와 함께 허벅지와 종아리 근육의 근력도 중요하다. 오래 서 있으면 근육 피로가 빠르게 쌓이기 때문에, 다리 정맥에 혈액이 쏠리는 것을 방지하고 피로를 줄이기 위해 종아리와 허벅지 근육의 스트레칭이 필수적이다. 이에 맞춰 서서 쉽게 할 수 있는 근력 운동과 스트레칭을 소개한다.

비행기 운동
의자나 책상 등을 잡고서 바깥쪽 발을 들고 선다. 지지하지 않은 손을 동전 줍듯이 바닥을 향하고 몸통을 구부린다. 통증이 발생하지 않는 범위까지 실시하며, 들고 있는 다리는 자연스럽게 뒤를 향한다. 이때 몸통과 다리가 일직선이 될 수 있게 유지한다. 해당 운동을 10회 진행하며 반대쪽도 마찬가지로 진행한다. 이 운동을 3세트 반복한다.

런지(5:55)
런지는 대퇴사두근과 엉덩이 근육을 강화하고 균형을 유지하는 데 도움이 된다.
한 발을 앞으로 내딛고, 앞발의 무릎은 발끝 방향으로 향하게 한다. 천천히 몸을 내려 앞다리와 뒷다리의 무릎이 약 90도 각도가 되도록 한다. 엉덩이를 뒤로 빼고, 등을 곧게 펴고, 올라올 때는 하체 근육을 사용하여 몸을 위로 밀어 올린다.

종아리 펌핑 운동
종아리 근육을 강화하여 오래 서 있는 것에 대한 피로를 줄이고, 다리에 쏠리는 정맥혈을 심장으로 되돌려주는 효과를 얻을 수 있다.
바른 자세로 서서, 발뒤꿈치를 들어 올려 종아리 근육을 수축시킨다. 발을 최대한 올려 최상점에서 5초간은 발 전체를, 다음 5초간은 엄지발가락 쪽을, 마지막 5초간은 새끼발가락 쪽을 누르면서 총 15초간 이 자세를 유지한다.

종아리 스트레칭
책상을 양손으로 붙잡고 한 쪽 다리를 뒤로 뺀다. 뒤쪽 다리의 뒤꿈치가 바닥에 닿도록 하고, 천천히 몸을 앞으로 기울여 15초 동안 유지하여 스트레칭한다. 다리를 바꿔가며 각각 10회씩 3세트 반복한다.

대퇴사두근 스트레칭
책상 앞에 서서 한 손으로 책상을 짚고, 한쪽 무릎을 구부려 발등을 잡는다. 발등을 서서히 위로 잡아당기며 15초간 유지한다. 다리를 바꿔가며 각각 10회씩, 3세트 반복한다.

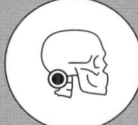 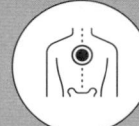 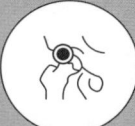

CHAPTER 8

걷기

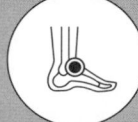 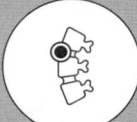 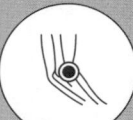

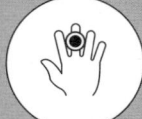 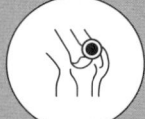 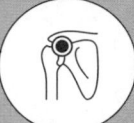

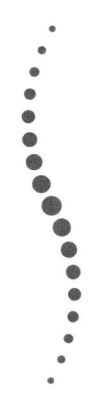

허준의 동의보감에는 "약보(藥補)보다 식보(食補)가 낫고, 식보보다는 행보(行補)가 낫다"라는 구절이 있다. '약으로 보하는 것보다 음식으로 보하는 것이 낫고, 음식으로 보하는 것보다 운동으로 보하는 것이 낫다'라는 의미다. 이는 걷기가 우리의 일상생활에서 얼마나 중요한지를 강조하는 말이다. 노동과 운동은 분명 다르며, 단순히 많이 걷는 것보다는 의미 있게 걷는 것이 중요하다. 예를 들어, 백화점에서 2만 보를 걷거나 일하면서 2만 보를 걷는 것은 그 자체로 큰 의미가 없을 수 있다. 반면, 집중해서 7천 보만 걸어도 충분하며, 이는 몸의 움직임에 집중하며 걷는 것을 의미한다.

걷기가 최고의 운동이라고?

•

걷기는 최고의 운동 중 하나로 여겨진다. '쓰리고를 잡는' 운동이라는 말도 있다. 걷기는 혈액 순환을 활발하게 만들어 몸 전체에 영양분과 산소를 공급하며, 노폐물을 배출하는 데 도움을 주는 3가지의 이점이 있기 때문인 것 같다. 걷기를 통해 우리 몸의 균형과 조화를 이루며, 전반적인 건강을 향상시킬 수 있다. 나 역시 일주일에 한 번은 하체 운동에 특별히 시간을 할애한다. 이는 하체, 특히 발에는 인체의 여러 경혈이 집중되어 있기 때문이다. 한의학에서는 발을 인체의 축소판으로 여기며, 특히 용천혈은 혈압을 안정시키는 데 중요한 역할을 한다. 이는 고혈압 예방에 도움이 될 수 있으며, 걷기는 고혈압과 고콜레스테롤 혈증을 감소시켜 심장 질환의 위험을 줄일 수 있다고 알려져 있다. 미국심장학회저널에 따르면, 걷기는 고혈압을 7.2%, 고콜레스테롤 혈증을 7.0%까지 감소시키며, 심장 질환 위험을 9.3% 감소시킬 수 있다고 한다. 또한 제자리걸음만으로도 효과가 있다고 한다. 바쁜 하루 속에서 시간을 내어 걷기가 어려울 때는 제자리걸음도 좋은 방법이다. 성균관대학교의 연구에 따르면, 1시간에 한 번씩 5분간 제자리걸음을 하는 것만으로도 혈관의 이완 능력을 증가시켜 혈액 순환을 개선할 수 있다고 한다.

걷기에 적합한 신발을 선택하는 것도 중요하다. 신발은 굽이 많이 뒤틀리지 않고 탄력성이 있으며, 적당히 견고한 재질로 되어 있어야 한다. 이는 발의 안정성을 높이고, 걷기 동안 발과 다리에 가해지는 부담을 줄여준다. 걷기는 단순한 운동이 아니라, 우리 몸의 여러 기능을 조화롭게 만들고 건강을 증진시키는 활동이다. 따라서 걷기를 생활화하고, 올바른 신발을 선택하여 건강한 생활을 유지하는 것이 중요하다.

걸음 수보다 걷는 자세와 상태

걷기는 우리 몸과 마음에 매우 유익한 활동이다. 그러나 많은 사람들이 걸음 수에 지나치게 집중하는 경향이 있다. 실제로 만보계는 1964년 일본 도쿄올림픽 이후 운동에 대한 대중의 관심을 활용하여 한 업체가 상업적 목적으로 만든 제품이다. 만보계는 많이 걷는 것을 장려하는 상징적인 도구이지만,

만 보를 걷는 것이 반드시 좋다는 것을 의미하지는 않는다. 사람들은 종종 자신의 나이나 무릎 관절 상태를 고려하지 않고 무작정 많이 걷는 실수를 한다. 이는 무릎에 해를 끼칠 수 있으며, 각 연령대마다 적절한 걸음 수가 다르기 때문에 더욱 주의가 필요하다. 예를 들어, 40~50대는 하루에 약 7,000보, 60대는 5,000~6,600보, 70대 이상은 하루에 2,500~5,500보를 걷는 것이 권장된다. 이는 한국골든에이지포럼의 권장 사항이다.

특히 60대 이상이 되면 권장 걸음 수의 범위가 넓어지는데, 이는 개인의 건강 상태와 운동 능력에 따라 적절한 걸음 수가 달라질 수 있기 때문이다. 걷기는 단순히 걸음 수를 채우는 것이 아니라, 우리 몸에 맞게 적절한 운동이 되도록 하는 것이 중요하다. 걸음 수에만 초점을 맞추면 근육과 관절에 무리를 줄 수 있으며, 관절의 악화나 부상을 초래할 수 있다. 랜싯 퍼블릭 헬스 저널에 발표된 2022년 연구에 따르면, 60대 이상의 경우 하루에 6,000보 이상을 걷는 것이 건강에 추가적인 이점을 제공하지 않는다고 한다. 만 보를 채우기만 하는 걷기 운동은 걷지 않는 것보다는 낫지만, 건강에 큰 도움이 되지 않을 수도 있다는 의미다.

걷기는 훌륭한 운동이지만, 걸음 수에 너무 집착하지 않고 본인의 건강 상태와 능력에 맞게 조절하는 것이 더 중요하다. 이렇게 하면 걷기의 진정한 이점을 누릴 수 있으며, 건강한 생활 방식의 일부로 걷기를 즐길 수 있다.

건강하게 걷는 습관

•

걷기는 단순한 운동이 아니라, 우리 몸의 균형과 건강을 유지하는 데 매우 중요한 활동이다. 하지만 종종 주변에서 안짱걸음이나 팔자걸음과 같은 비효율적인 걸음걸이를 볼 수 있다. 팔자걸음은 발의 각도가 바깥쪽으로 15도 이상 벌어지며 걷는 자세로, 허리에 무리를 주어 요통을 유발할 수 있다. 이러한 걸음걸이는 대부분의 경우 후천적인 생활 습관, 특히 양반다리로 앉는 습관과 관련이 있다. 팔자걸음은 다리뼈의 바깥쪽 회전을 증가시켜 퇴행성 관절염의 위험을 높이고, 골반의 틀어짐과 기능적 척추 측만증을 초래할 수 있으며, 장기적으로는 허리 부위의 근골격계 통증을 유발할 수 있다. 또한, 미관상으로도 바람직하지 않고 정서적인 콤플렉스를 유발할 수 있다.

반면에, 안짱걸음은 허벅지뼈나 정강이뼈가 안쪽으로 뒤틀려 생기는 경우가 많으며, 지속적인 안짱걸음은 고관절의 앞쪽 틀어짐을 유발하고, 아킬레스건을 제대로 사용하지 못하게 하여 발목과 무릎 관절에 통증을 일으킬 수 있다.

건강한 걸음걸이를 위해서는 자신이 어떻게 걷고 있는지, 걷는 동안 몸의 형태와 어느 부분에 힘을 주고 있는지 자각하는 것이 중요하다. 걷기 운동의 핵심은 걸음 수가 아니라 걷는 방법에 있다. 예를 들어, 40~50대는 1초에 3걸음, 60대 이상은 1초에 2걸음을 걷는 것이 권장된다. 이는 건강과 관절 건강에 모두 도움이 된다. 만약 이 기준을 기억하기 어렵다면, 옆 사람과 대화하면서 숨이 찰 정도로 걷는 것을 목표로 하면 된다. 이렇게 빠르게 걷는 것은 허벅지와 엉덩이 근육의 발달을 촉진하고, 발의 뒤꿈치부터 시작하여 발의 외측을 지나 발을 뗄 때 엄지발가락 쪽에 힘이 실리는 균형 잡힌 보행 자세를 형성하는 데 도움이 된다.

건강한 걷기 팁

- 준비 운동과 정리 운동은 반드시 필요하다. 운동 전후에

는 스트레칭으로 몸을 풀어준다.

- 가슴을 펴고 눈은 전방을 본다. 머리를 숙이고 걷는 것은 목과 어깨 근육에 무리를 줄 수 있다. 머리는 들고 시선은 5~6미터 전방을 본다.
- 어깨에 힘을 빼고 팔을 힘차게 흔든다. 팔꿈치는 90도로 구부리고 다리는 리듬감 있게 걷는다.
- 어깨는 항상 엉덩이와 일직선을 유지한다. 가슴을 들고 허리를 펴서 자연스러운 자세를 유지한다.
- 발은 뒤꿈치부터 닿도록 한다. 발끝이 바깥이나 안쪽으로 향하지 않도록 주의하며 걷는다.
- 보폭은 적당하게 유지한다. 너무 큰 보폭은 엉덩이 불균형과 무릎에 무리를 줄 수 있다.
- 나쁜 자세는 개선해야 한다. 팔을 옆으로 혹은 세로로 흔드는 걸음, 안짱걸음, 팔자걸음 등은 교정이 필요하다.
- 올바른 숨쉬기를 실천한다. 주로 코로 숨을 쉬어 코의 점막을 통해 공기를 정화해야 한다.
- 걷기 운동에 알맞은 신발을 선택한다. 발가락이 편안하고 땀 흡수가 잘되며, 밑창이 부드럽고 가벼운 운동화가 좋다.

- 운동은 본인의 몸에 맞게 조절한다. 갑작스럽게 너무 많이 걷는 것은 부상의 위험을 증가시킬 수 있다.

이러한 지침을 따라 걸으면, 걷기 운동의 이점을 최대화하고 건강한 생활 방식을 유지하는 데 도움이 될 것이다.

에필로그

내 몸 틀어지지 않는
습관 만들기

"아무리 좋은 습관도 지속하지 않으면 잊혀져버린다."

바른 습관도 마찬가지이다. 설거지를 잘 못하고 힘들 때는 다시 일회용품 사용으로 돌아가고, 운동 계획을 세웠지만 바쁘다는 이유로 운동을 포기하는 등, 인간은 변화를 유지하는 데 어려움을 겪기도 한다.

하지만 실천만이 답이다. 치유가 시작되면, 종종 우리는 안주하려 한다. 잠시 나아지는 듯하면, 불건전한 습관이 다시 기어 나와 운동을 멀리한다. 그러나 관절 건강을 위한 진정한 치료는 지속적인 올바른 자세를 유지하고 근력 운동을 하는 데에 있다!

"갓 태어난 아기의 몸은 말랑말랑하고, 죽은 사람의 몸은 딱딱하게 굳는다."

생기 넘치고 건강한 몸은 유연하고 말랑말랑한 몸이다. 평소에도 스트레칭이나 가벼운 운동, 그리고 바르게 걷는 습관을 통해 몸의 유연성을 유지하고 건강을 지켜나가야 한다. 생명이 태동할 때, 인간의 몸은 부드럽고 유연하다. 삶의 마지막 순간에는 그 몸은 굳어져 딱딱해진다. 이처럼 생기와 건강은 유연성과 부드러움에서 비롯된다. 그렇기에 일상에서 스트레칭과 가벼운 운동은 단순한 활동이 아니라, 생명력을 유지하는 필수적인 요소다.

매일의 작은 움직임이 모여 건강을 이룬다는 것을 기억하자. 꾸준한 스트레칭은 몸을 말랑말랑하게 유지하고, 정기적인 근력 운동은 관절을 강화한다. 이 두 가지는 서로를 보완하며, 우리 몸을 생동감 있게 만든다. 그러니 오늘도, 내일도, 매일매일 건강으로 채워나가자. 실천이야말로 진정한 변화를 가져오는 열쇠이니까.

오늘부터 작은 변화를 시작해보자. 5~10분 정도라도 올바르게 운동하는 시간을 가지자. 아침 산책, 점심 휴식 시간 활용, 저녁 식후 산책 등 자신의 일상에 바른 습관을 녹여보자.

건강은 하루아침에 만들어지지 않는다. 지속적인 노력만이 건강한 미래를 만들 수 있다.

지금 당장 시작하자! 내 몸 틀어지지 않는 습관 만들기!

KI신서 13504
초관절 자세력

1판 1쇄 인쇄 2025년 4월 7일
1판 1쇄 발행 2025년 4월 18일

지은이 윤제필
펴낸이 김영곤
펴낸곳 (주)북이십일 21세기북스

인생명강팀장 윤서진 **인생명강팀** 박강민 유현기 황보주향 심세미 이수진 이현지
표지 디자인 studio forb **본문 디자인** 데시그
마케팅팀 남정한 나은경 한경화 권채영 최유성 전연우
영업팀 한충희 장철용 강경남 황성진 김도연
제작팀 이영민 권경민

출판등록 2000년 5월 6일 제406-2003-061호
주소 (10881) 경기도 파주시 회동길 201(문발동)
대표전화 031-955-2100 **팩스** 031-955-2151 **이메일** book21@book21.co.kr

ⓒ 윤제필, 2025

ISBN 979-11-7357-214-2 04510
ISBN 979-11-7117-537-6 (세트)

(주)북이십일 경계를 허무는 콘텐츠 리더

21세기북스 채널에서 도서 정보와 다양한 영상자료, 이벤트를 만나세요!
페이스북 facebook.com/jiinpill21 **포스트** post.naver.com/21c_editors
인스타그램 instagram.com/jiinpill21 **홈페이지** www.book21.com
유튜브 youtube.com/book21pub

서울대 **가**지 않아도 들을 수 있는 **명강**의! 〈서가명강〉
서가명강에서는 〈서가명강〉과 〈인생명강〉을 함께 만날 수 있습니다.
유튜브, 네이버, 팟캐스트에서 **'서가명강'**을 검색해 보세요!

• 책값은 뒤표지에 있습니다.
• 이 책 내용의 일부 또는 전부를 재사용하려면 반드시 ㈜북이십일의 동의를 얻어야 합니다.
• 잘못 만들어진 책은 구입하신 서점에서 교환해 드립니다.

45가지 작은 습관으로
평생 건강해지는 중년 건강 필독서

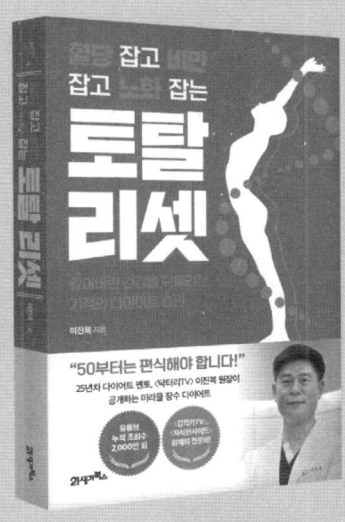

『혈당 잡고 비만 잡고 노화 잡는 토탈 리셋』
이진복 저 | 300쪽 | 19,800원

당 관리, 최적의 식사 타이밍, 생활 밀착형 운동 습관까지,
전 국민 다이어트 멘토, 〈닥터리TV〉 이진복 원장의
미라클 장수 다이어트!

25년간 다이어트 멘토로 활약한 〈닥터리TV〉 이진복 원장의 다이어트 노하우를 담은 첫 책이다. 혈당 관리 실패가 어떻게 당뇨에서 비만까지 이어지는지를 꼬집으면서 악순환을 끊고 건강한 몸으로 돌아가는 방법을 제시한다. 다이어트를 생활 전반에 녹일 때 우리 몸에 나타나는 변화부터 손쉬운 식단 관리 원칙과 운동 요령, 그리고 저속노화의 주안점까지 이 책에 모두 담겨 있다.

국내 사망 원인 1위,
암을 예방하는 궁극의 건강 습관

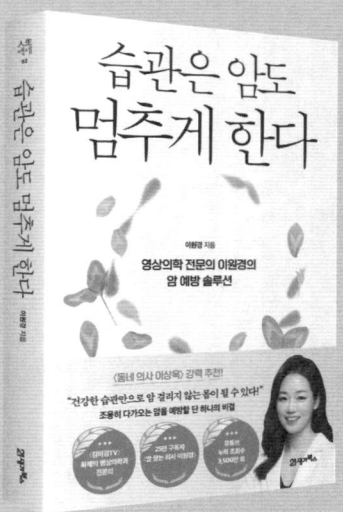

『습관은 암도 멈추게 한다』
이원경 저 | 316쪽 | 22,000원

암과 각종 질병 예방부터 건강한 생활 습관까지,
영상의학 전문의 이원경의 질병 예방 비법 92

31만 구독자를 보유한 유튜브 채널 〈암 찾는 의사 이원경〉의 첫 책이다. 영상의학과 전문의로서 30,000여 명의 환자를 진료한 이 원장은 인간의 몸에 어떻게 암세포가 똬리를 트는지 무수한 데이터를 통해 체감한 사람으로서, 이 책에서 각종 나쁜 습관에서 비롯된 암의 유형을 조목조목 살펴보고 적절한 치료 및 예방 지식을 제시한다.